父母是孩子的贴身医生

主 编　王新良　侯红艳

副主编　李坤芬　苏庆晓　马贵林

编著者　尹　力　闫晓静　张菲菲　王海燕
　　　　齐小蜜　邢雅杰

金盾出版社

U0388794

内容提要

本书分为两篇,上篇介绍父母应了解或掌握的应对宝宝常见病的知识,包括从细节认识宝宝的感冒、咳嗽、发热、腹痛、腹泻、便秘、便血、皮肤湿疹等的防治和视力、口腔的保健。下篇介绍提高宝宝免疫力,远离疾病的饮食营养知识。其内容丰富,科学实用,通俗易懂,适合广大年轻爸爸妈妈们阅读。

图书在版编目(CIP)数据

父母是孩子的贴身医生/王新良,侯红艳主编.—北京:金盾出版社,2014.8
ISBN 978-7-5082-9316-5

Ⅰ.①父…　Ⅱ.①王…②侯…　Ⅲ.①小儿疾病—防治　Ⅳ.①R72

中国版本图书馆 CIP 数据核字(2014)第 047035 号

金盾出版社出版、总发行
北京太平路 5 号(地铁万寿路站往南)
邮政编码:100036　电话:68214039　83219215
传真:68276683　网址:www.jdcbs.cn
封面印刷:北京盛世双龙印刷有限公司
正文印刷:双峰印刷装订有限公司
装订:双峰印刷装订有限公司
各地新华书店经销
开本:705×1000 1/16　印张:14　字数:174 千字
2014 年 8 月第 1 版第 1 次印刷
印数:1~5 000 册　定价:36.00 元
(凡购买金盾出版社的图书,如有缺页、
倒页、脱页者,本社发行部负责调换)

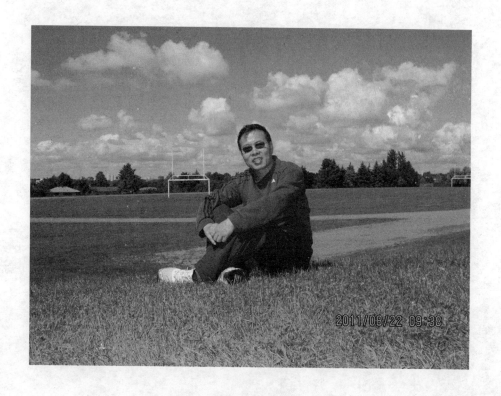

2011/08/22 09:38

主编简介

王新良，医学博士，河北医科大学第二医院儿科主任医师，教授，研究生导师。中华医学科技奖第二届评审委员会委员，国家自然基金评审专家，河北省科技奖励评审专家。

从医30余年，熟练、系统掌握了儿科专业知识和儿科常见病、多发病的诊治技能，尤其对儿科肾脏疾病和风湿性疾病有丰富的临床经验，近年来对过敏性紫癜、紫癜性肾炎进行了深入的研究。

特别关注儿童健康教育工作，主编《如何让孩子少生病》《儿童健康红宝书系列丛书》《儿童常见病家庭养护》《孕育健康宝宝一本通》《坐好月子健康一生》等科普著作23部。发表学术论文50余篇。

内容简介

本书内容基本上是《深胸三角、乳房及上腹部血管的解剖与临床应用》一书的延续。书中详细介绍了各部位血管的解剖特点及其临床应用的价值。

本书可供临床各科医师、外科医师及医学院校师生参考。

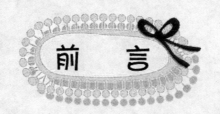

前　言

　　"世上只有妈妈好"这首歌是大家很熟悉的。这首歌唱出了宝宝对妈妈的思念,同时也唱出了妈妈对宝宝的眷恋。不只是母亲,父亲对孩子的关爱也是一样的。每个孩子都是父母的希望,孩子健康与否更是父母的心头大事。

　　随着科学知识的普及,父母可以利用所掌握的育儿知识更好地照顾宝宝。本书宗旨就是与年轻的父母们一起探讨宝宝的健康问题。上篇介绍如何认识和应对宝宝的常见疾病,下篇讲解如何提高宝宝免疫力,使其远离疾病。

　　在宝宝成长的过程中,年轻的父母们总会遇到这样或那样的问题:如宝宝哭闹不停如何查找原因?宝宝突然不爱吃饭是不是病了?宝宝视力有问题如何早点发现?什么因素会造成宝宝的听力损害?宝宝咳嗽时如何护理?宝宝发热了怎么办?腹泻、湿疹怎么应对?简单的外伤如何处理?如何远离空调病?还有常见的牙齿疾病等问题如何应对?这些都可以在本书的上篇找到答案。

　　有病治病,无病预防。宝宝生病有很多潜在的因素,如免疫力低下、喂养不当、饮食结构不合理、营养不均衡、睡眠失调等。这些问题都可以通过日常调护和科学喂养让宝宝在成长中远离"致病"的诱因?针对这些问题本书的下篇给出了答案。

　　相信,通过阅读本书,年轻的父母可以成为孩子最好的贴身医生。

作　者

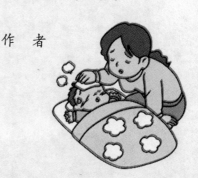

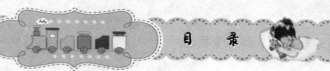
目　录

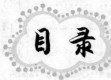

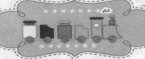

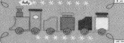

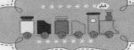

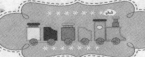

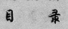

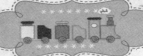
下篇　让宝宝远离疾病

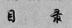

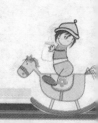

上篇 学会认识和应对宝宝的常见疾病

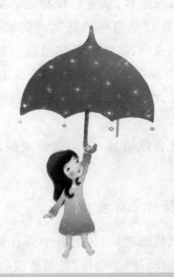

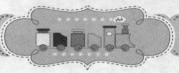

一、从细节认识宝宝的"小病"

1. 宝宝哭闹不停的原因

健康的孩子在需求得到满足后,精神饱满、两眼有神、不哭不闹而且容易适应环境。但生病的孩子情绪有所不同。如果孩子突然出现不爱玩、好哭闹、极爱发脾气等情绪,往往是疾病的先兆,如结核性脑膜炎,在出现神经系统症状之前可先有情绪、精神的改变,性情暴躁或胆小怕事等,然后才出现发热、呕吐、嗜睡等症状。孩子发热时常会烦躁不安、精神委靡不振。

2. 孩子食欲异常与疾病的关系

健康的孩子能按时进食,食量也较稳定。如果发现孩子忽然没有食欲、拒食或食欲突增往往是患病的前兆。例如,消化性溃疡、慢性肠炎、结核病、寄生虫病、蛔虫病、钩虫病等都可能引起食欲缺乏;缺锌、维生素A或维生素D中毒也都可能引起食欲低下。有些急性病症状还未出现之前就有食欲的改变,如急性肝炎,早期多无症状,只是不想吃东西或恶心、呕吐。

有些疾病还会使食欲增加,如儿童糖尿病,多饮多食、吃不饱、吃得多,体重不升反降。

3. 睡眠"小动作"有玄机

孩子在进入睡眠状态时,身体的各个器官处于休息状态,但说梦话、梦游、打鼾、磨牙、腿抽动等"小动作"是某些疾病的征兆。

(1)睡觉中为什么会磨牙?口腔是人体与外界交流的渠道,也是情绪兴奋的源点之一,它具有反映紧张、悲观等情绪的功能。假如人在白天的情绪过于紧张或激动,那么在睡眠中,大脑管理咀嚼肌的部分仍会处于兴奋状态,就会不断地做咀嚼动作。

另外,可能与寄生虫有关,如蛔虫病等导致人在夜间磨牙。由于蛔虫的扰动使肠壁不断受到刺激就会引起咀嚼肌的反射性收缩而出现磨牙。

孩子也可能是营养摄入不均衡。不喜欢吃蔬菜会造成维生素和微量元素的缺乏,从而引起面部咀嚼肌在夜间不自主地收缩,产生磨牙现象。

(2)睡中口水多是为什么?人在睡梦中由于肌肉松弛,嘴就会张开流口水。这种现象在侧睡、疲劳时比较多见。由于唾液分泌的调节完全是神经反射性的,大脑控制着唾液量的分泌,倘若分泌量增加就可能是神经调节发生了障碍。

口腔里的温度和湿度最容易造成细菌的繁殖,牙缝和牙面上的食物残渣或糖类物质的积存容易导致龋齿、牙周病。这些口腔炎症也会促进睡眠时唾液的分泌。另外,鼻炎、鼻窦炎等疾病同样会使唾液分泌量增加,出现流口水现象。

(3)打呼噜是孩子睡得香吗?孩子在过度疲劳的状态下进入睡眠后会无意识地用口呼吸,目的是多吸氧气,以消除疲劳,这就会使得软腭等软组织加剧振动,引起鼾声大作。因此,很多人认为打呼噜是睡得香、身体好的表现。然而,如果鼾声忽高忽低,间歇数十秒到数分钟无声无息就很有可能是呼吸暂停综合征的表现,孩子出现这类症状时应及时去呼吸科就诊。

呼吸道的某些部位发生病变或畸形,如呼吸道狭窄的人也容易打鼾。因而,经常打鼾的孩子还应注意是否患了呼吸道疾病,如腭扁桃体肥大、鼻窦炎、肥厚性鼻炎、过敏性鼻炎、口腔炎、咽炎等。

4. 宝宝步态异常与疾病有关系

有些小儿患病后可表现为步态异常,通过观察某些特征性的步态可以及早发现潜在性疾病。例如,剪刀步常见于脑瘫或者截瘫患儿;跛行步态多见于先天性髋关节脱位。

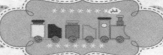

此外,引起跛行步态的还有其他原因,如小儿麻痹后遗症或其他肠道病毒感染或吉兰-巴雷综合征引起下肢瘫痪的后遗症;鸭子步态常见于佝偻病、大骨节病、进行性肌营养不良等;醉酒步态常见于小脑疾病、酒精中毒、巴比妥中毒。

5. 为什么宝宝会呼吸快慢不均匀

健康的孩子呼吸平稳而有节奏,安静时呼吸频率婴幼儿不超过40次/分,儿童不超过30次/分,如果出现呼吸时快时慢,深浅不一,或者有异常声音,父母应注意孩子是否患病。

患肺炎的孩子常常呼吸增快,伴有鼻翼翕动,口鼻周围发青等表现;患气管炎的孩子可在喉部听到咕噜的痰声;患哮喘的孩子则有一种特别响亮的喘鸣声等。

6. 学会看小便颜色判断疾病

正常儿童的新鲜尿液为透明、淡黄色的液体,随尿量多少颜色也有深有淡。如果小儿的尿长时间呈现某些特殊颜色,常常是小儿患有某些疾病的先兆。例如,红色尿多见于小儿肾炎、肾病综合征、泌尿系结石、泌尿系外伤等;蓝色尿多见于注射亚甲蓝针剂或口服氨苯蝶啶、大量水杨酸钠及蓝色尿综合征;白色尿常见于肾盂肾炎、膀胱炎、肾脓肿、尿道炎、丝虫病或严重的肾结核等;黑色尿常见于黑色素瘤患者、黑酸尿综合征、恶性疟疾等。

7. 宝宝大便异常有原因

大便异常也是孩子生病的征兆,便秘和腹泻都预示着孩子身体不适。95%的便秘属于功能性原因,这并非身体本身异常,通常给孩子多吃些蔬菜或其他高纤维食品就可解决这个问题。同时,应鼓励孩子多活动,养成每天定时排便的习惯。

病理性腹泻可从大便的性质来分析原因,如小肠发炎的粪便往往呈水样或蛋花汤样,而病毒性肠炎的粪便多为白色米汤样或蛋黄色稀水样。此外，儿童粪便也会出现红、黄、绿、黑、白等多种异常颜色。如果不是吃了大量的西瓜或番茄等红色食品，红色粪便一般表明消化道出血，主要发生于直肠或肛门的某种疾病，但小儿红色粪便最常见的原因是肠套叠。绿色粪便常见于出生3天之内的正常婴儿，但3天之后仍出现绿色粪便，多是由消化不良引的。白色粪便为肝炎或胆管疾病所特有，且孩子皮肤发黄。黑色粪便，呈柏油样，常是溃疡病、胃癌、肝硬化出血的信号。

8. 宝宝体味异常与疾病

正常小儿身体是没有异常气味的，当有些小儿患某些疾病时，身体可以通过皮肤黏膜、呼吸道分泌物、胃肠道的呕吐物和排泄物发出异味，通过辨别这些异常气味可以帮助我们较早地发现某些疾病。例如，汗足臭综合征患儿的呕吐物、呼气、尿液、皮肤乃至血液均散发出一股奶酪气味或汗足的强烈臭味；鱼腥臭综合征患儿的汗液、尿液、呼出气体中具有鱼腥臭味；暴发性肝炎或其他原因导致肝功能严重损害的患儿，常呼出一种特殊性肝臭味；糖尿病患儿呼出的气体会带有烂苹果味；苯酮酸尿症患儿尿中散发出一股像鼠尿那样的怪味。

9. 看指甲了解宝宝健康程度

正常孩子的指甲是粉红色的，很光滑，有韧性，甲半月颜色稍淡。判断孩子的指甲是否健康要看其表面形态、颜色、质地、厚度及甲床关系等多方面。

(1)颜色异常：颜色异常是说孩子指甲、甲板上出现白色斑点，多见于正常儿童，或者为一时性损伤。黄甲是整个指甲变黄，主要是因为吃了富含胡萝卜素的食物；真菌感染也会出现黄甲，但多伴有指甲的形态改变。孩子的甲半月如果颜色异常，呈红色时多属心脏病，贫血时呈淡红色。

(2)形态异常：如果孩子的指甲出现横沟可能是患了急性热病(如麻疹、猩红热等)、代谢异常及皮肤病。要是甲板中央出现几行竖着的浅

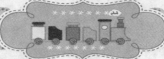
沟,多见于甲母质受损及皮肤扁平苔藓。甲板变薄脆,有竖着的、突出的棱,甲尖容易被撕裂、分层是指甲营养不良的表现,也见于扁平苔藓等皮肤病。甲板表现出小的凹窝,可以发生在正常儿童也可以发生在银屑病(牛皮癣)、湿疹等皮肤病患儿。指甲在纵向发生破裂、可见于甲状腺功能低下、脑垂体前叶功能异常等。

(3)硬度异常:硬甲时甲板增厚,越到指尖越加厚,可能是先天原因造成,也可在后天因长期刺激引起。软甲则甲板薄软,易变曲、变白,指甲尖易劈裂,见于先天异常、B族维生素缺乏、梅毒等。扁平甲、匙状甲、钩形甲、巨甲、小甲、甲萎病等大多是先天异常所致。杵状甲既有先天因素,又有后天心脏病因素。

10. 睡眠时间过少影响孩子智力

儿童正在长身体的时候,睡眠时间要适当,既不能睡懒觉,又不能缺觉,两者都有碍儿童健康。

据调查结果证明,7~8岁学生每天晚上睡眠不足8小时者,有61%的人跟不上功课;39%的人勉强达平均分数线。每晚睡眠长达10小时者,只有13%的人跟不上功课,76%的人成绩中等,11%的人成绩优良。长期睡眠少的儿童常伴有语言障碍,如口吃、嘴笨等。因此,孩子忌睡眠时间太少。

孩子睡眠时间少不但影响学习成绩,而且妨碍智力发育,这一点应该引起家长们的注意。

11. 孩子听力损害常见原因

据统计,我国目前有近200万人患有听力障碍,其中孩子约占50%。听力保健也需从娃娃抓起。以下6种因素是孩子听力损伤的主要原因,家长应予以充分重视。

(1)掏耳:当孩子叫嚷耳朵痒时,有些父母会信手取来发夹、短木棒、毛线针等物,甚至直接用纤长的手指甲在孩子的耳朵里盲目掏挖。这时,稍有疏忽或不慎被他人碰撞极容易戳破孩子耳道深处薄薄的鼓膜,造成鼓膜破裂、穿孔。这不仅会引起耳痛、出血,还会使外耳与中耳腔直接相通,细菌乘虚而入引起感染。鼓膜参与声音传导,若鼓膜穿孔会直接影响孩子听力。

(2)中耳炎:由于耳咽管解剖结构上的特点,幼儿在伤风感冒、以平仰位置吸吮乳汁或恶心、呕吐时,常常会引起中耳腔的细菌感染发生急性化脓性中耳炎。当中耳腔内脓液不断增多时,孩子会因耳痛加剧而大哭,中耳腔内脓液增多的压力也会引起鼓膜穿孔、破裂。如果不及时就医或治疗不彻底,会造成慢性化脓性中耳炎;如鼓膜不断遭到破坏穿孔越来越大,对听力的影响将日趋严重。

(3)药物中毒:孩子患伤风感冒、头痛发热时,如医生盲目给孩子注射链霉素、庆大霉素、卡那霉素等耳毒性药物会导致少数过敏体质的孩子内耳听觉器官中毒,听力明显下降甚至耳聋。如果病情发生在孩子学说话之前,孩子就可能变成聋哑人。据统计,因使用这类药物引起的耳聋占药物性耳聋的97%。因而,应尽量避免使用这些耳毒性药物。

(4)外伤:耳外伤原因包括:孩子淘气时,父母盛怒之下,不分青红皂白给孩子几巴掌;喜庆佳节,燃放的鞭炮突然在孩子耳边爆炸,巨大气浪直冲耳道内鼓膜;游泳时,孩子一侧耳朵先撞击水面等。以上外伤都会造成鼓膜破裂、穿孔,直接导致听力减退。

(5)耳周病变:耳朵周围邻近器官的病变,有时也会涉及中耳腔,从而引起听力减退,如鼻炎、副鼻窦炎、扁桃体炎。

(6)噪声:有些孩子在收看电视或收听音乐时,往往喜欢把音量开得很大;有的孩子还喜欢听立体声音乐,戴上耳机一听就是几个小时,无论在行走或做功课时都不愿取下。殊不知,长时间接触高分贝的噪声会对内耳听觉器官的神经末梢造成不良刺激,对听力的损害也很大。

12. 不可忽视儿童运动不足

现在的儿童比以前的同龄儿童个子高、肩膀宽、身体重。可是不少孩子的肺活量小、臂力弱、动手能力差。个儿大、看起来很健壮的孩子往往是近视眼、平足,教师与家长抱怨这些孩子神经过敏、情绪不稳、注意

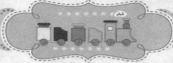
力不集中、坐不住。许多研究人员认为,这大都是肌力衰弱,即活动不够造成的。

孩子的体力活动虽多,但往往与他们对活动的需要量仍有很大差距。即使爱走、爱跑、爱玩和爱活动的孩子运动量也不够,而明显的肌力衰弱则是在上学后发生的。在教室里听课是坐着,在家做功课也得坐着,晚上看电视还是坐着,而且往往是在通风不佳的场所。

家长可以看一看自己的孩子活动时间有多少,坐着的时间有多少。这两个时间经常不成比例。这不能不引起家长的重视。活动不够对孩子比对大人更危险。活动不够会使身体发育不协调,这为功能性障碍埋下了隐患。

活动不够之所以可怕,首先是因为它会降低心血管系统和呼吸器官的适应能力,降低工作能力和耐心,孩子在从事体力与脑力劳动时很容易疲劳。

国外研究机构所进行的专门调查表明,肌力衰弱会降低对致病微生物和温度变化的抵抗力。因此,活动少的儿童比活动多的同龄儿童更易患口腔传染病。

孩子的生活方式与中枢神经系统和自主神经系统的功能之间有着密切联系。不常在室外活动、不做操和不从事体育活动的儿童往往很任性,睡眠差,对外界刺激敏感。高血压的患者年龄越来越小,在很大的程度上也是肌力衰弱造成的。

因此,鼓励、支持、引导孩子每天进行一定量的体育运动和户外活动,对孩子身心健康是非常重要的。

13. 张口呼吸会影响孩子的智力

儿童患感冒后,张口呼吸不仅使孩子唇焦舌燥、嗓子冒烟,还会增加呼吸道感染的机会。用口呼吸时,由于孩子的胸廓扩张受限,肺脏膨胀不全,容易引起肺泡充气不足,造成漏斗胸。由于呼吸困难,血液中含氧量下降,暂时性缺氧与二氧化碳堆积容易导致心肺功能异常。鼻塞导致进食时呼吸不畅,孩子常囫囵吞食,容易导致消化不良,影响孩子的生长

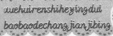

发育。

同时,气体经口呼出,容易使孩子口齿不清。夜晚睡觉打鼾,睡眠不稳,孩子容易被噩梦惊醒,以致白天精神委靡,头昏脑涨。

人的鼻咽与中耳有咽鼓管相通,由于孩子咽部开口处被肥大的增殖体堵塞,耳内气体被吸收而形成负压,导致耳内闷痛,听力下降。感染经咽鼓管"株连"中耳,引起渗出性或化脓性中耳炎,进而损害孩子的听力,使孩子的学习能力下降。

鉴于上述方面,家长一旦发现孩子用口呼吸,应尽早带孩子到医院检查治疗。

14. 用口呼吸多得病

有些家长聊天时经常提到,他们的孩子常常张着嘴呼吸,不知道这样是不是对孩子的健康不利。

正常人吸入空气需经鼻腔、气管,进入肺。但如果鼻腔或鼻咽部因某种疾病而堵塞,孩子就不由自主地用口呼吸以维持体内正常的气体交换。但是,长期用口呼吸会使鼻子这个天然的"恒温箱"和"除尘器"的功能减弱,很容易导致呼吸道感染和引起其他疾病。

当发现孩子鼻塞并用口呼吸时,家长应及时带孩子去医院检查,以免贻误治疗的时机。引起孩子鼻塞而被迫用口呼吸的原因较多,常见的有以下几种。

(1)扁桃体过度肥大:位于鼻咽腔的咽扁桃体肥大也称增殖体肥大,是引起孩子用口呼吸最常见的病因。孩子除有鼻塞外,还可能在睡眠时打鼾和气喘,睡眠不安。有的孩子面部发育出现障碍,呈现"增殖体面容",其特点是硬腭高拱,切牙外凸,嘴唇厚,上唇上翘,面部表情呆滞。如果增殖体压迫邻近的咽鼓管开口,还可并发中耳炎,使孩子的听力受影响。一经确诊增殖体过度肥大,应及早进行增殖体切除术。

(2)伤风感冒和鼻旁窦感染:孩子的鼻腔和鼻旁窦的黏膜很柔嫩,黏膜下血管和腺体很丰富,一旦发生感冒或鼻旁窦感染,黏膜很容易充血水肿,分泌物增多,鼻腔的通道被堵塞,黏性或脓性的鼻涕潴留在鼻内,

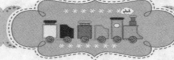
导致呼吸不畅,出现鼻塞。一般情况下,感冒治愈后,鼻旁窦炎症控制了,鼻塞就会逐渐消除。

(3)鼻腔异物:有的孩子出于好奇将纸团、果核、瓜子、纽扣等塞入鼻内。时间久了,异物会在鼻腔内引起感染,流黄脓鼻涕或少许血性鼻涕,导致单侧性鼻塞。

(4)鼻中隔脓肿或血肿:当孩子患了鼻中隔脓肿或血肿时,肿胀的黏膜和脓液会阻塞鼻道,也能引起双侧或单侧性鼻塞,并可伴有鼻肿、发热等症状。

(5)先天性后鼻孔闭锁或肿瘤:新生儿不能用鼻子呼吸,家长就要引起警惕了。应请医生仔细检查后鼻孔和鼻咽腔,以便排除先天性后鼻孔闭锁或肿瘤的可能。

15. 孩子踢被子的原因

有的妈妈会时常抱怨:"每天醒来都看到孩子的被子被踢在一边,露着胳膊、腿的,一摸小屁股冰凉,真担心他着凉。"踢被子很容易导致孩子生病,尤其是盖被子出汗后又踢掉被子,一热一冷很容易感冒。而腹部受凉又可使孩子出现腹泻、腹痛。

孩子踢被子的原因有很多。一是因为睡前盖得太厚,孩子感觉热了就会踢被子。二是睡前喝水多或是睡前特别兴奋都容易导致孩子翻来覆去睡不踏实,乱踢被子。三是在佝偻病的活动期,孩子也会出现踢被子的情况。所以,家长要分析孩子踢被子的真正原因。例如,及时为孩子检查身体,避免缺钙的情况发生;可读读书、讲讲故事,减少睡前活动;睡前少饮水、少吃含水分多的水果等。

16. 孩子胃肠功能紊乱是怎样造成的

每天下午放学后,不少小学生就会手拿零食在回家的路上边走边吃,某女士刚上小学的儿子近段时间胃肠不适,并伴有呕吐、腹泻等症状,到医院就诊,医生说,主要原因是孩子经常吃零食导致胃肠运动及消化吸收功能紊乱。据了解,由于频繁吃零食导致这种症状的小学生不在少数。

小学生频繁吃零食是一种不良的饮食习惯,容易引发疾病。小学生正在长身体,偶然吃点零食对孩子的身体影响不大。但频繁地吃零食会打乱其正常的饮食规律,也容易诱发胃肠蠕动功能及消化吸收功能紊乱,出现恶心、呕吐、腹泻等症状。而这种不良习惯一旦形成,除了影响消化系统正常功能外,也会影响儿童的生长发育。因为孩子如果零食吃饱了就会对正餐没有胃口,而零食的营养比较单一,久而久之会导致营养不良。为此,建议小学生尽量少吃零食。孩子如果有这种不良饮食习惯,家长应及时纠正。

17. 为什么孩子睡觉会磨牙

有些孩子熟睡后,牙咬得咯吱咯吱响,孩子出现这种现象一般认为与下面因素有关:

(1)消化系统因素:最常见肠道寄生虫。寄生虫在肠道内产生的毒素及其代谢产物可刺激肠壁,通过神经反射,不断刺激熟睡孩子的大脑相应部位,使咀嚼肌发生痉挛而引起磨牙。另外,饮食不当、消化不良也会引起小儿夜间磨牙。

(2)精神因素:孩子白天玩得太兴奋,过度紧张或疲劳,受惊吓或睡前过度兴奋使大脑皮质功能失调。由于大脑皮质的兴奋和抑制过程失调,使咀嚼肌运动发生一时性的不规则痉挛、收缩而产生磨牙。

(3)其他因素:慢性牙周疾病、癫痫、癔症或做梦吃东西也可造成磨牙。

18. 孩子夜间磨牙的危害

孩子如果只是偶尔发生一两次夜间磨牙,我们不必大惊小怪,因为这不会影响孩子的健康。如果孩子天天晚上都出现磨牙的现象就危害很大了。

磨牙会直接损伤牙齿。天天晚上磨牙不但会过早磨损牙齿,露出牙髓,还会引起牙本质过敏。这时孩子的牙齿在遇到冷、热、酸、甜的刺激

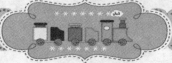
时就会感到疼痛。因为牙周组织受到了损害，所以孩子还会患牙周病。

夜间磨牙还会影响孩子面容。当孩子磨牙时，他的面部肌肉特别是咀嚼肌一直不停地收缩。长时间的紧张会使咀嚼肌纤维增粗，从而导致孩子的脸形变方，影响面容的美观。

如果牙体组织磨损比较严重还会使牙齿的高度下降。面部的肌肉过度疲劳时会发生颞颌关节紊乱综合征，使孩子在说话、歌唱或吃饭时下颌关节及局部肌肉酸痛，甚至张口困难。这时的孩子在张口时下颌关节会发出丝丝的杂音，有的甚至发生下颌关节脱位。

磨牙还会引起头面痛、失眠、记忆力减退等症状。

19. 关注孩子打鼾

鼾症，医学上称为阻塞性睡眠呼吸暂停低通气综合征，是一种严重危害少年儿童生长的疾病。鼾症对少年儿童的影响涉及身心健康及生长发育的各个方面。

人在睡眠过程中出现呼吸暂停会导致空气不能进入肺内，从而使血中含氧量下降，导致整个机体缺氧。大脑是人体中对缺氧最敏感的器官，也就成为最先受到鼾症影响的器官。研究显示，打鼾儿童的注意力受损、记忆力下降、智商降低。一项针对打鼾对儿童学习成绩远期影响的研究发现，学习成绩差的中学生中 12.9％的学生在 2～6 岁有打鼾病史，远远高出学习成绩好的中学生。

患鼾症的孩子体重经常低于正常值。经过恰当的治疗，气道恢复正常后，孩子的体重随即增加。患鼾症的孩子低体重的机制不明确，但多数学者认为与吞咽困难相关，患鼾症的孩子吃饭都很慢，并且不喜欢需要咀嚼的食物。此外，患鼾症的孩子上气道阻塞常常导致孩子嗅觉减退，从而影响食欲。患鼾症的孩子夜间费力呼吸导致睡眠时能量消耗过多，使孩子常常出现生长发育迟缓，当然，患鼾症的孩子夜间睡眠障碍导致的生长激素分泌受损也是生长发育迟缓的重要原因。

高血压、肺心病是成年人鼾症的常见并发症，儿童患者中也有相似的情况。患鼾症的孩子常有舒张性高血压，其原因可能是睡眠中不断觉醒引起的自主神经功能紊乱。

患鼾症的孩子常表现为多动、易激惹及侵犯性行为,这可能是由于长期夜间缺氧所致。而因扁桃体肥大造成的患鼾症的孩子在行扁桃体切除后,随着夜间缺氧症状的改善,其行为也发生明显的改变。另外,还有不少儿童表现为心理发育障碍,如过度害羞、忧郁和社会适应能力差等。

鼾症还可以引起颅面部骨骼发育异常。临床观察发现,大约15%患鼾症的孩子有面部发育畸形,其原因多与张口呼吸有关。

患鼾症的孩子还表现为夜间睡眠时多汗,其主要原因是缺氧所致的神经、内分泌及代谢功能紊乱。其次呼吸道阻塞导致儿童夜间呼吸费力,也可使能量代谢增加,汗液分泌增多。梦游、夜惊等奇怪睡眠在患鼾症的孩子中的发生率明显高于正常儿童。

总之,鼾症对儿童的影响是多方面的,应该引起孩子家庭、社会的高度关注。

二、宝宝感冒如何护理

1. 宝宝感冒的不同类型及护理

感冒分病毒性感冒和细菌性感冒两种。80%～90%的感冒是由病毒引起的,能引起感冒的病毒有200多种;有10%～20%的感冒是由细菌所引起的。1岁以内的婴儿由于免疫系统尚未发育成熟,所以更容易患感冒。

一般情况下感冒将持续7～10天,而小宝宝有时可持续2周左右。咳嗽往往是最晚消失的症状,往往会持续几周。经常和大宝宝一起玩耍的幼儿一年通常要患6～10次感冒;甚至整个冬天都在不停地流鼻涕。

3个月内的宝宝一出现感冒的症状,家长要立即带他去看医生。

较大的宝宝一旦出现以下情况之一,家长要立即带他去医院:感冒

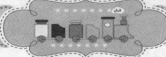

持续 5 天以上；体温超过 39℃；宝宝出现耳朵疼痛；呼吸困难；持续的咳嗽；流黄绿色、黏稠的鼻涕。

感冒不是大病，但是宝宝会很难受。家长需要及时采取行动。

(1)带宝宝去医院，医生会给宝宝进行检查并找到感冒的原因。

(2)病毒性感冒没有特效药，家长就要照顾好宝宝，减轻症状，一般 7～10 天就好了。

(3)如果是细菌引起的，医生往往会给宝宝开一些抗生素，一定要按时按剂量吃药。有的妈妈为了让宝宝病早点好常会自行增加药物剂量，这万万不行，否则事与愿违。

(4)如果宝宝发热应当按照医生的嘱咐服用退热药，体温低于 38.5℃不用服退热药。不要乱吃感冒药。1 岁以内的婴儿乱吃感冒药往往弊大于利。

(5)如果鼻子堵塞已经造成了宝宝吃奶困难，就需要家长请医生给开一点盐水滴鼻液，在吃奶前 15 分钟滴鼻，过一会儿即可用吸鼻器将鼻腔中的盐水和黏液吸出。滴鼻水可以稀释黏稠的鼻涕，使之更容易清洁。未经医生允许千万不要给宝宝用收缩血管或其他的药物滴鼻剂。

2. 简单易行防感冒的方法

感冒医学上称"急性上呼吸道感染"，是婴儿时期最常见的急性感染性疾病。一年四季均可发生，以冬、春季节发病率最高。患感冒既影响宝宝的健康又使父母烦心。感冒无特效药，关键是要注意预防。这里介绍几种简单易行的措施。

(1)避免宝宝接触感冒患者：家庭中如有一个人患感冒往往全家人先后也会发病。据研究，感冒的病原体以鼻病毒居多，这种病毒并不像人们所想象的通过飞沫传播，而是在密切的共同生活中直接传播的。感冒患者的鼻腔中存在大量病毒，如果通过手的传播，90％的健康人都会患病。所以，感冒患者在家里应勤洗手，尤其是擤鼻涕后。幼儿的生活用具、毛巾、碗筷等应与患者分开。

(2)重视宝宝室外活动：经常在室外进行体育活动的幼儿患感冒的

概率明显少于经常在室内的宝宝。

（3）注意宝宝保暖：每当天气冷热变化时应及时为宝宝增减衣服，避免宝宝受凉并避免出大汗。

（4）其他：保持宝宝大便通畅，避免滥用抗生素，适时补充维生素 A。如果体内缺乏维生素 A，呼吸道黏膜的抵抗力下降，宝宝就易患感冒。适当补充维生素 A 可减少感冒的发生次数。

除此之外，感冒一次要完全治好，彻底巩固。抵抗力低下者给予增加免疫力的药物；吃饭不好者给予促进消化增加食欲的药物。

3. 缓解宝宝感冒鼻塞有妙招

宝宝感冒时最常见的症状就是鼻塞。鼻塞时不要轻易给宝宝用滴鼻剂，尤其成年人的滴鼻净（萘甲唑啉）更不适合给宝宝用。以下方法对缓解宝宝鼻塞较好。

（1）用热毛巾敷敷鼻根部。

（2）增加室内湿度。比如，在暖气上搭条湿毛巾或用加湿器加湿室内空气。

（3）给宝宝洗澡时，在鼻腔内滴一滴水，待鼻痂湿润后用布条捻出来。

（4）用手动吸引器吸出鼻痂。

（5）感冒时，小婴儿吸吮母乳比较困难，可将母乳挤出后用滴管或小勺喂，以免因呼吸困难影响进食量。

（6）家人患感冒时要少接触小婴儿以免传染。母亲感冒时可继续母乳喂养，但喂奶时应戴口罩，接触宝宝前应先洗手。

4. 宝宝感冒如何进行家庭护理

（1）让宝宝充分休息：对于感冒的宝宝来说，良好的休息是至关重要的，尽量让宝宝多睡一会儿，适当减少户外活动，别让宝宝累着。

（2）照顾好宝宝的饮食：让宝宝多喝一点儿水，充足的水分能使鼻腔的分泌物稀薄一点儿容易清洁。让宝宝多吃一些含维生素 C 丰富的水

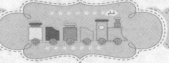

果和果汁。不妨煲点鸡汤让宝宝喝。尽量少吃奶制品，因为它可以增加黏液的分泌。对于食欲下降的宝宝，妈妈应当准备一些易消化的、色香味俱佳的食品。

（3）让宝宝睡得更舒服：如果宝宝鼻子堵了，家长可以在宝宝的头部下垫上一两块毛巾，使头部稍稍抬高能缓解鼻塞。千万不要让2岁以下的宝宝直接睡在枕头上或将枕头垫得太高，这样很容易引起窒息或损伤颈椎。

（4）帮宝宝擤鼻涕：宝宝太小不会自己擤鼻涕，让宝宝顺畅呼吸的最好办法就是帮宝宝擤鼻涕。可以在宝宝的外鼻孔中抹上一点凡士林油，往往能减轻鼻子的堵塞；如果鼻涕黏稠可以试着用吸鼻器，或将医用棉球捻成小棒状沾出鼻子里的鼻涕。

（5）保持空气湿润：可以用加湿器增加宝宝居室的湿度，尤其是夜晚能帮助宝宝更顺畅地呼吸。别忘了每天用白醋和水清洁加湿器，避免灰尘和病菌的聚集。

（6）为宝宝做个蒸汽浴：带上宝宝一起去浴室，打开热水或淋浴，关上门让宝宝在充满蒸汽的房子里待上15分钟，宝宝的鼻塞定会大大好转。浴后别忘了立即为宝宝换上干爽的衣服。如果让宝宝在稍热的水中玩一会儿也能减轻鼻塞的症状和降低体温。

特别提示：如果宝宝除了鼻塞之外没有任何症状，需要带宝宝去耳鼻喉科进行鼻腔检查。也许你不知道，即使很小的宝宝也能将东西放进鼻腔里。

5. 怎样识别宝宝肺炎和感冒

肺炎是严重威胁宝宝健康的常见疾病。它与感冒的症状非常相似，所以容易被混淆，以致贻误病情。因此，父母很有必要掌握这两种宝宝常见病的初步鉴别知识。

（1）看咳嗽及呼吸是否困难：宝宝肺炎大多有咳嗽或者气喘，且程度较重，常引起呼吸困难。感冒和支气管炎引起的咳嗽或气喘一般较轻，不会引起呼吸困难。呼吸困难表现为憋气，鼻翼翕动，口唇发绀，提示病情严重,不可拖延。

(2)看宝宝的精神状态好不好:宝宝感冒时,一般精神状态较好,能玩。宝宝肺炎时,精神状态则不佳,常烦躁、哭闹不安,或昏睡、抽搐等。

(3)看宝宝的饮食是否正常:宝宝感冒,饮食正常,或吃东西、吃奶减少。但患肺炎时,食欲显著下降,不吃东西,不吃奶,或者喂奶因憋气而哭闹不安。

(4)看宝宝的睡眠是否正常:宝宝感冒时,睡眠尚属正常,但患肺炎后,多睡不熟,易醒、爱哭闹,而且夜里有呼吸困难加重的趋势。

(5)看宝宝的体温是否正常:宝宝肺炎大多发热,而且多在 38℃ 以上,并持续两三天不退,如用退热药只能暂时退一会儿。宝宝感冒也发热,但以 38℃ 以下为多,持续时间也较短,用退热药效果也较明显。

(6)听宝宝的呼吸音:由于宝宝的胸壁薄,有时不用听诊器直接用耳朵听也能听到水泡音,所以父母可以在宝宝安静或睡着时听其胸壁。要求室温在 18℃ 以上,先将宝宝上衣脱去,将耳朵轻轻地贴在宝宝的脊柱两侧胸壁,仔细倾听。肺炎宝宝在吸气末期会听到"咕噜儿""咕噜儿"的声音,医生称之为细小水泡音,这是肺部发炎的重要体征。宝宝感冒一般不会有此声音。

有了这 6 点,我们就可以很快地把宝宝的感冒和肺炎区分开了。

6. 宝宝感冒用药要谨慎

宝宝感冒,家长牵挂。可是在为宝宝使用药物时一定要小心。一些常见的抗感冒药成年人使用是安全的,但宝宝即使按规定剂量服用也可能出现意料不到的不良反应,有时甚至发生较严重的药物反应。这是由于宝宝身体各组织器官尚未发育成熟,各器官的功能也不完善,抵抗能力较低,对药物敏感的缘故。所以,儿科医生告诫:婴儿患感冒时以下几种常见的感冒药应当慎用或不宜使用。

(1)阿司匹林:服用该药易出现消化道反应,因为阿司匹林有局部刺激及损害组织作用,在胃酸环境中它较易穿透胃黏膜及表面的上皮层,并具备角质溶解作用,因而容易产生消化性溃疡、穿孔、上消化道出血等

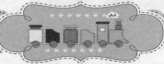

不良反应。如果长期使用阿司匹林还可能导致小儿体重减轻、颅内出血及肝脏的损害。

(2)感冒通：该药为双氯芬酸、人工牛黄及氯苯那敏等组成的复合剂,有关小儿服用感冒通导致血尿已有不少报道。该药不仅易造成宝宝胃肠道不良反应,如腹泻、胃痛、恶心等,而且还会出现头晕、头痛和皮疹等症状。过量或过久使用还可能引起小儿造血功能障碍,甚至导致白血病、肝肾功能损害。

(3)吲哚美辛(消炎痛)：该药为家庭常备药,有消炎止痛迅速的优点。但宝宝使用后导致不良反应率较高。比如,常见有胃肠道反应,严重时可致消化道炎症、过敏反应、恶心、剧烈头痛、精神恍惚、抑郁等。此外,吲哚美辛还可能对小儿造血系统产生损害,严重者可发生再生障碍性贫血(白血病)。

(4)保泰松：为镇痛、解热及抗炎的常用药,但小儿服用可能产生较强的毒副作用。这些不良后果包括：恶心、呕吐、腹痛、便秘等；抑制造血功能严重者造成再生障碍性贫血；对肝脏损害而引起黄疸及急性肝炎；有的宝宝服用该药还可能引起腮腺、舌下腺等腺体肿大、发炎等。

(5)速效感冒胶囊：该药是一种复合剂,主要成分含对乙酰氨基酚、咖啡因及人工牛黄等。对乙酰氨基酚化合物可引起恶心、呕吐、出汗、腹痛等胃肠道功能紊乱,对药耐受性差的小儿还可引起肝脏损害,甚至引起昏迷等。医生建议,一般3岁以下宝宝及新生儿应避免使用该药。另外,常见的感冒药如康必得、复方感冒冲剂、感冒灵片中的主要成分也含有对乙酰氨基酚,宝宝也要慎用。

7. 宝宝病毒性感冒的常用药物

由于感冒大多为病毒感染所致,抗生素对病毒无效,所以必须使用抗病毒药。常用的抗病毒药有以下几种。

(1)三氮唑苷,每日每千克体重10～20毫克,分3次服,或按每日每千克体重10～15毫克,肌内注射或静脉滴注。

(2)板蓝根冲剂,每次半袋,每日3次,开水冲服。

（3）双嘧达莫（潘生丁），每日 2 次，每次5～25毫克，口服。

以上药物可酌情选用，效果比较可靠，不良反应小。

在下列情况下考虑合用抗生素：①服用抗病毒药物不能退热。②预防 6 月龄以下婴儿发生继发性细菌感染。③血液检查白细胞数明显增高。④经常患扁桃体炎。⑤出现支气管炎或肺炎。

三、宝宝咳嗽如何处理

1. 有时候宝宝的咳嗽是生理现象

西医认为，咳嗽不是病，而是许多疾病都可能出现的一种症状。宝宝咳嗽是为了排出呼吸道分泌物或异物而做出的一种机体防御反射动作，咳嗽是宝宝的一种保护性生理现象。但是如果咳得过于剧烈影响了饮食、睡眠和休息，那它就失去了保护意义。因此，对于咳嗽一定要鉴别是何种原因引起的，再对症处理。

2. 普通感冒咳嗽的特点

普通感冒引起咳嗽特点：多为一声声刺激性咳嗽，好似咽喉瘙痒，无痰；不分白天黑夜，不伴随气喘或急促的呼吸。

症状：宝宝嗜睡，流鼻涕，有时可伴随发热，体温不超过 38℃；精神差，食欲缺乏，出汗退热后症状消失，咳嗽仍持续3～5日。

原因：四季流行，温差变化大时多见，一般都有受凉经历，如晚上睡觉蹬被、穿衣过少、洗澡受凉等。

医生意见：一般不需特殊治疗，多喂宝宝一些温开水、姜汁水或葱头水。尽量少用感冒药，宝宝烦躁、发热时可给少许小儿欣口服；切忌使用成年人退热药，不宜喂止咳糖浆、止咳片等止咳药，更不要滥用抗生素。

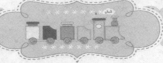
3. 冷空气刺激也会引起咳嗽

冷空气刺激引起的咳嗽的特点:咳嗽初为刺激性干咳。

症状:痰液清稀,不发热,没有呼吸急促和其他伴随症状。

原因:冷空气是单纯物理因素,刺激呼吸道黏膜引起刺激性咳嗽。好发于户外活动少的宝宝,宝宝突然外出吸入冷空气,娇嫩的呼吸道黏膜就会出现充血、水肿、渗出等类似炎症的反应,因而诱发咳嗽反射。最初没有微生物感染,但持续时间长了可继发病毒、细菌感染。

医生意见:让宝宝从小就接受气温变化的锻炼。经常带宝宝到户外活动,即使是寒冷季节也应坚持,只有经受过锻炼的呼吸道才能够顶住冷空气刺激。

4. 流感引发咳嗽的特点

流感引起的咳嗽的特点:喉部发出略显嘶哑的咳嗽,有逐渐加重趋势,痰由少至多。

症状:伴随明显卡他症状(泪、涕、呼吸道分泌物增多),常伴有 38℃以上高热,一般不易退热,时间持续 1 周;高热时咳嗽伴呼吸急促,宝宝精神较差。

原因:病毒感染引起,多发于冬春流感流行季节,常有群发现象。

医生意见:疑似流感应立即就医,明确诊断,在医生指导下治疗。

5. 咽喉炎导致咳嗽的特点

咽喉炎引起的咳嗽的特点:咳嗽时发出"空、空"的声音。

症状:声音嘶哑,有脓痰,咳出的少,多数被咽下。较大的宝宝会诉咽喉疼痛;不会表述的宝宝常表现为烦躁、拒哺。

原因:咳嗽多为炎症分泌物刺激,常因受寒引起。

医生意见:及时就医,明确诊断后对症治疗。

6. 过敏性咳嗽的特点

过敏性咳嗽的特点:持续或反复发作性的剧烈咳嗽,多呈阵发性发

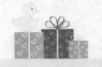

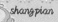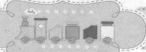

作,宝宝活动或哭闹时咳嗽加重,夜间咳嗽比白天严重。

症状:痰液稀薄、呼吸急促。

原因:由抗原性或非抗原性刺激引起,以花粉季节较多见。

医生意见:对家族有哮喘及其他过敏性病史的宝宝咳嗽应格外注意,及早就医诊治,明确诊断,积极治疗,阻止发展成哮喘病。

7. 气管炎咳嗽的特点

气管炎咳嗽的特点:早期为轻度干咳,后转为湿性咳嗽,有痰声或咳出黄色脓痰。

症状:早期有感冒症状,如发热、打喷嚏、流涕、咽部不适。

原因:多见于年龄稍大的宝宝,主要由呼吸道感染引起。

医生意见:初起感冒症状明显时可用感冒药,发热可用退热药、祛痰剂,不宜使用止咳药。痰多或呈脓性表明是继发细菌感染,应根据医生意见选用适当抗生素治疗。若未经有效控制可能发展为肺炎。

8. 细支气管炎咳嗽的特点

支气管炎性咳嗽的特点:刺激性干咳,可以咳出较多痰液。

症状:咳嗽伴发热、呼吸急促和喘憋。

原因:病毒进犯细支气管的黏膜引起炎症,以 6 个月内宝宝最多见。

医生意见:如果宝宝出现呼吸困难或是无法进食、喝水应及时就医。如果症状较轻(只是气喘而未出现呼吸困难等症状)可以在宝宝房间里放一个加湿器,帮助宝宝祛除肺部的黏液并给宝宝喝足够的水。

9. 其他几种疾病引起咳嗽的特点

(1)百日咳

咳嗽特点:咳嗽日轻夜重,连咳十几声便喘不过气来,咳嗽末还带有吸气的鸡鸣声。

伴随症状:喷嚏、低热、咳出大量黏稠痰。

21

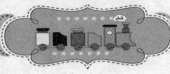
（2）反流性食管炎

咳嗽特点：进食后出现气喘及持续沙哑的咳嗽。

伴随症状：在吞咽食物时有灼热感，或者出现呕吐或喷射吐症状。

（3）异物吸入

咳嗽特点：玩耍或进食时突然呛咳不止。

伴随症状：吸气困难、口唇发绀。

（4）肺炎

咳嗽特点：刺激性干咳、有痰。

伴随症状：发热、气急、鼻翼翕动。

（5）肺结核

咳嗽特点：反复干性咳嗽。

伴随症状：消瘦、盗汗、午后低热。

（6）假膜性喉炎

咳嗽特点：强烈的干咳，类似海豹的吼叫声。

伴随症状：日轻夜重，伴低热。

10. 宝宝咳嗽的家庭缓解方案

（1）夜间抬高宝宝头部：如果宝宝入睡时咳个不停，将其头部抬高咳嗽会有所缓解。头部抬高对大部分由感染而引起的咳嗽是有帮助的，因为平躺时宝宝鼻腔内的分泌物很容易流到喉咙引起喉咙痒，致使咳嗽在夜间加剧，而抬高头部可减少鼻分泌物向后引流。还要经常调换睡的位置，左右侧轮换着睡有利于呼吸道分泌物的排出。

爱心叮咛：咳嗽的宝宝喂奶后不要马上躺下睡觉，以防咳嗽引起吐奶和误吸。如果出现误吸呛咳时应立即取头低脚高位，轻拍背部，鼓励宝宝咳嗽，通过咳嗽将吸入物咳出。

（2）水蒸气止咳法：咳嗽不止的宝宝在室温为 20℃ 左右，湿度为 60%～65% 的环境下症状会有所缓解。如果宝宝咳嗽严重可让宝宝吸入蒸气；或者抱着宝宝在充满蒸气的浴室里坐 5 分钟，潮湿的空气有助于帮助宝宝清除肺部的黏液，平息咳嗽。

（3）热水袋敷背止咳法：热水袋中灌满40℃左右的热水，用薄毛巾包好，然后敷于宝宝背部靠近肺的位置，这样做可以加速驱寒，很快止住咳嗽。这种方法对伤风感冒早期出现的咳嗽症状尤为灵验。

爱心叮咛：给宝宝穿上几件内衣再敷，千万不要烫伤宝宝。

（4）热饮止咳法：多喝温热的饮品可使宝宝黏痰变得稀薄，缓解呼吸道黏膜的紧张状态，促进痰液咳出。最好让宝宝喝温开水或温的牛奶、米汤等，也可给宝宝喝鲜果汁，果汁应选刺激性较小的苹果汁和梨汁等，不宜喝橙汁、西柚汁等柑橘类的果汁。

11. 宝宝感冒咳嗽宜吃什么

小儿若脾胃虚饮食不节，过食生冷、辛热香辣、多食肥甘厚味都可伤及脾胃，脾胃伤则不能消化食物，水谷精微不能转输而聚液为痰，上潴于肺便可引起咳嗽。

（1）风寒犯肺咳嗽：表现为起病较急，咳嗽，痰白清稀，流清涕，鼻塞喷嚏，头痛身痛，怕冷，身微热。

①宜食辛味温热性的食品，如生姜、白葱、豆豉等。忌食生冷寒凉。

②忌食的食品包括，各种冰制饮料；属寒凉性质的瓜果，如西瓜、梨、香蕉、猕猴桃等；酸味、涩味的食物如醋、酸白菜、泡菜、山楂、乌梅、酸柑橘、白果、藕节及未成熟的柿子、海棠等。

（2）风热犯肺咳嗽：表现为流黄浊涕，咳吐黄色稠黏痰，伴有发热汗出，咽干痛痒，口渴喜饮。

①宜食辛凉清淡食品以疏散风邪，清热解毒止咳，如菊花、茶叶、白菜、白萝卜、甜梨、甜橙等。

②忌食的食品包括酸、涩食品，如醋、酸菜、酸梨、酸橘、酸葡萄、酸李子、柠檬、山楂及柿子、石榴、橄榄等果品；辛热食物如大葱、姜、辣椒、大蒜、韭菜、小茴香、芥菜等蔬菜及龙眼肉、大枣、栗子、核桃仁、杏等果品；肥甘厚味。

（3）痰热蕴肺咳嗽：表现为咳嗽痰多，痰黄稠黏难以咳出，甚至喘促气急，喉中痰鸣，鼻翼发青或痰中带血，并伴有发热，面赤唇红，口渴烦

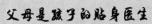
急,大便干燥,小便色黄,舌苔黄、舌质红,脉数。

①宜食辛凉或甘寒、苦寒之食物,如竹笋、西瓜、荸荠、甘蔗等。

②忌食厚味油腻,尤其忌辛辣食品,如大葱、姜、蒜、小茴香、辣椒、花椒、肉桂、巧克力、咖啡、可可粉及烟、酒类。

(4)肺阴虚证咳嗽:宜食甘淡,多吃一些水分多的蔬菜及微酸甘的瓜果,如雪梨、百合、蜜汁藕等。

忌食燥热上火之食,如辛温热性的蔬菜及鱼肉助火之品。

(5)肺气虚证咳嗽:表现为咳嗽无力,喘促气短,舌苔薄白、舌质淡,脉缓无力或沉。

①宜食补肺补脾之气的食品,如山药、薏苡仁、牛肉等。

②忌食辛散、寒凉、坚硬的食品。

12. 宝宝咳嗽如何用药

咳嗽是小儿时期最常见症状,咳嗽可将呼吸道内的异物或分泌物清出体外。

(1)宝宝咳嗽用药注意点

①在疾病的初期,特别是痰不易咳出时,勿滥用止咳药,否则痰会阻塞在呼吸道内,痰内的细菌得到繁殖机会,反而会使病情加重。

②不适当地使用止咳药也会掩盖病情。

③在医生的指导下服用,当过频的咳嗽影响孩子的睡眠,甚至引起支气管毛细血管破裂出血时,可以适当应用止咳药,若痰量多不易咳出,同时要用抗菌及化痰的药。

(2)止咳药有三大类

①中枢性止咳药,药物通过抑制咳嗽中枢,使其不能下达咳嗽的指令,这类药物应在医生指导下使用。

②外围性止咳药,对支气管有局部麻醉作用,其止咳作用比中枢性止咳药弱。

③中药类的止咳药多数有化痰作用,如杏仁、桃仁等;也有偏于止咳作用的,如百部,宜在痰少咳嗽时应用。

13. 宝宝咳嗽妈妈要细心

宝宝咳嗽时妈妈应细心观察。

(1)如果孩子的咳嗽是突然发作,妈妈要检查一下是否吸入了小东西,如果吸入了,要设法把它取出来,但不要用手指去抠异物,以防止将异物推进孩子的咽喉深处。

(2)当宝宝正在咳嗽时,设法帮他把痰咳出来。可以让他俯卧在妈妈的膝上,然后有节奏地轻拍他的背部,鼓励孩子把咳出的痰都吐到盆中。

(3)当宝宝正患咳嗽时,妈妈要确保他不着凉,否则可能引起支气管炎。

(4)如果孩子干咳,睡觉前妈妈给他喝温热的饮料,可以使孩子的喉咙舒适。

(5)孩子睡觉时把头部抬高,以防止分泌出的黏液阻塞喉咙,可在头部的褥垫下放一个枕头。

(6)让孩子有一个无烟的环境。

(7)遵照医生的建议给孩子用药,千万别给孩子吃别的咳嗽药,特别是新药。

四、宝宝发热如何护理

1. 宝宝是不是发热了

判断小儿是否发热,测量体温是可靠且科学的方法。测量体温一般常用3个部位,即口腔、腋窝及肛门。

正常体温在肛门内为36.5℃～37.5℃;在口腔内为36.2℃～37.3℃;在腋窝处为35.9℃～37.2℃。通过测量,超过正常范围0.5℃以

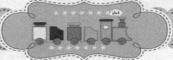
上时称为发热。不超过38℃称为低热,超过39℃者为高热。发热的临床表现经过3个阶段:即体温上升期,该期体温迅速上升或缓慢上升,有时伴寒战等;高峰期指达到高热后维持一定时期,该期有面红肤热等;最后为退热期。

2. 宝宝为什么会发热

(1)非疾病因素:婴儿体温容易受外在环境影响,如温度过高(中暑)、衣服穿太多、水分摄取不够、水分流失(流汗、腹泻)、房间空气不流通、剧烈运动前后、某些特殊药物的作用,其他如预防注射也可能引起发热。若宝宝的体温呈现不稳定状态则应考虑患病的可能性。

(2)疾病因素

①小于3个月的婴儿发热以细菌感染最常见(如B型链球菌);其他如呼吸道、泌尿道、肠胃道受感染或中耳炎也会引起发热。最严重的感染疾病是败血症。所以,新生儿发热时一定要到医院诊治,以便早期诊断、早期治疗。

②大于3个月的婴幼儿发热最常见的是感冒、中耳炎、泌尿道感染。中耳炎通常是因感冒的细菌或病毒由耳咽管向上感染到中耳,除了严重的中耳炎可以看到脓流到耳朵之外,大多无法从外表看到异常现象。

此外,当宝宝有原因不明的发热时验尿检查也是很重要的。较大的宝宝在泌尿道感染时可能出现频尿、小便痛,甚至于有小便失禁、腰痛的现象。较小的宝宝则可能只有厌食、吐奶、腹泻、黄疸等现象,看不出泌尿道方面的症状,所以非常容易误诊。少部分的泌尿道感染是因为泌尿器官先天发育畸形,如肾脏的形状不对、输尿管进入膀胱的角度不对等需要手术治疗。

3. 发热对宝宝身体的损害

发热是婴幼儿时期最常见的症状之一。从病理生理学的角度来看,发热是人体防御疾病、适应内外环境温度异常的保护性反应,在一定程度上对机体是有利的。但是,发热过高或发热持续的时间过久会对婴幼儿的健康构成威胁,引起一些不良的影响。

高热可以使婴幼儿的大脑皮质过度兴奋,从而引起烦躁不安,或者发生高热惊厥。高热时体内加速散热可使心跳加快。一般体温每升高1℃,心跳每分钟增快10~15次,会加重心脏的负担。高热时体内各种营养素的代谢增加,氧的消耗量也大大增加。一般体温每升高1℃,基础代谢就会增加13%。高热对婴幼儿的消化系统影响也很大,会引起消化功能紊乱,从而导致婴幼儿腹泻。高热时体内消化液分泌减少,消化酶活力降低,胃肠蠕动减慢,因此会出现食欲缺乏、腹胀及便秘等症状。持续发热可降低机体的抵抗能力,从而可继发细菌或病毒的二重感染。

因此,当婴幼儿发热过高时应该采取积极措施,寻找发热原因以便针对病因进行治疗,同时应采取物理降温、药物降温等对症处理措施,还要注意补充水分和营养,鼓励患儿多饮水,给予易消化的高热能、高维生素、高糖、高蛋白、低脂肪的饮食。

4. 宝宝发热不要急于退热

很多家长在宝宝的发热处理上有误区。宝宝发热不要急于退热。

小儿发热时体温37.5℃~38℃为低热,38℃~39℃为中度热,39℃以上为高热,超过41℃为超高热。发热是身体对病毒或细菌入侵产生的一种反应,这种反应有利于歼灭入侵的病毒和细菌,从而有利于小儿的正常成长发育。体温不超过38℃一般不要急于退热,特别是在明确诊断前如果盲目退热就可能掩盖病情,干扰对疾病的诊断。当体温达到39℃以上时就要在医生指导下退热。

有4%~12%的宝宝在高热时会发生惊厥,惊厥反复发作可能造成脑损伤,也是某些癫痫的先兆表现,还可能导致其他危险。因此,凡有高热惊厥史或惊厥家族史的患儿一旦高热就应立即给予退热处理。

给小儿退热时,38.5℃以下最好选择物理降温,如多饮水、温水加酒精擦浴等。所有的退热药,如对乙酰氨基酚、复方阿司匹林等都含有咖啡因、非那西汀等成分,有较大的不良反应。婴幼儿的神经抑制功能尚未健全,高热时使用此类药物易诱发惊厥,还会因大量出汗引起虚脱,甚至因血液中游离胆红素堆积而出现黄疸。用药的同时会对宝宝的消化系统和肝肾功能也有损害,如果必须用退热药,请在医生指导下选用。

5. 宝宝发热少用抗生素

有的家长认为小儿感冒输液比服药退热快,一到医院就要求医生给宝宝输液,而且要求用抗生素。其实感冒大多为病毒感染,抗生素对病毒没有作用。我们的原则是能吃药的不打针,能打针的不输液,因为输液有时会产生不良反应。

当宝宝服用抗病毒药物不能退热,发生继发性细菌感染,血液检查白细胞数明显增高,出现支气管炎或肺炎时可考虑使用抗生素。但无论用什么药物都要注意剂量不得过大,服用时间不应过久,服药期间要多给宝宝喝水以利于药物的吸收和排泄,减少药物对小儿身体的毒害。

6. 宝宝发热家庭护理方法

下面要说的是宝宝发热时的家庭护理方法。

冬末春初之际是小儿发热的多发季节。小儿的多种疾病,如感冒、扁桃体炎、肺炎等都可引起发热甚至长时期发热。尤其是高热容易引起抽搐及生命危险体征。家长对发热的宝宝可做如下的家庭护理:

(1)一般护理

①小儿发热时新陈代谢增快,消耗多、进食少,身体虚弱应卧床休息;保持室内安静,避免各种刺激;衣被要适当减少;室内温度要适当。室温过高不利人体散热,会增加患儿烦躁;过低则易使小儿受寒,一般室内以20℃左右为宜;防止空气对流直吹患儿。

②高热时唾液分泌减少,口腔黏膜干燥,口腔自我清除能力减退,易使食物残渣滞留,便于细菌繁殖而引起口腔炎、牙龈炎等,所以对发热小儿还应做好口腔护理,可用消毒棉签蘸3%硼酸水轻轻擦洗口腔或用淡

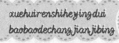
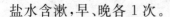
盐水含漱,早、晚各1次。

③发热时人体营养和体液消耗较大,必须注意适当补充。要注意多喝水,饮食给流质或半流质食物,如面汤、粥、蛋羹,以清淡为宜。要适当吃些新鲜水果及果汁,水果中以梨、西瓜、荸荠等为好。避免吃油腻、辛辣及生冷食物。如患儿食欲减退不能保证营养和液体入量,必要时要及时到医院进行输液。

(2)降温措施:体温超过39℃时则采取相应的降温措施。家庭可以采用以下物理降温方式进行降温:①温水浴。温水擦澡,主要在颈、胸、背及四肢等处多擦洗。②酒精擦浴。用30%～50%酒精(或二锅头加1倍水),用纱布或小毛巾蘸酒精擦浴,力量要均匀,擦四肢及背部各3～5分钟,全部擦浴时间要在20分钟左右。擦至腋窝、腘窝、腹股沟等血管丰富处停留时间要稍长。禁擦前胸、颈后、腹部,这些部位对冷刺激敏感,如发生寒战,呼吸、脉搏异常症状时应立即停止擦浴。

家长在采取以上办法后应及时将发热患儿抱送医院,由医生检查诊断以利于进一步治疗。

7. 高热会损害宝宝的大脑吗

大脑细胞的基本成分是蛋白质,而蛋白质通常要在42℃以上才会逐渐被破坏。一般的发热很少会超过此温度,所以不用担心会烧坏了脑袋。除非是因脑炎、脑膜炎引起的发热才会造成大脑伤害。

五、宝宝发热并出现惊厥怎么办

1. 什么是高热惊厥

高热惊厥是儿科的一种常见病,根据统计,3%～4%的儿童至少发生过一次高热惊厥。小儿惊厥的发生是因为大脑发育不完善,弱的刺激

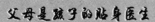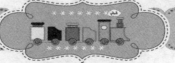

就可使大脑运动神经元异常放电引起惊厥。

惊厥临床表现可分为简单型和复杂型两种。

(1)简单型的特点

①年龄。多发于半岁至4岁之间的宝宝,5岁以后少见。

②发热。一般是由于感冒导致急性发热,惊厥大都发生在体温骤升时。

③发作的表现。宝宝意识丧失,全身性对称性强直性阵发痉挛,还可表现为双眼凝视、斜视、上翻。

④持续时间。持续数秒钟或数分钟,一般不超过15分钟。24小时内无复发,发作后意识恢复正常快。

⑤脑电图。体温恢复正常后2周,脑电图检查正常。

⑥家族史。有很明显的家族史。

简单型的高热惊厥一般预后良好,对智力、学习、行为均无影响。随着年龄的增长和大脑发育逐步健全,多数不会再发生高热惊厥。

(2)复杂型的特点

①发作年龄一般大于6岁。

②惊厥发作时体温小于38.5℃。

③发作形式为局限性抽搐。

④抽搐可持续15分钟以上,24小时内有重复发作,体温正常2周后脑电图仍异常。

⑤预后较差,有2%～3%可转为癫痫。

初次高热惊厥以后,约有40%的患儿会复发。复发的危险因素有:①起病岁数小。②亲属有高热惊厥或癫痫史。③第一次发作就有复杂型高热惊厥的表现。

2. 宝宝高热惊厥时如何防止脑损伤

孩子反复抽搐发作对大脑有很大损害,所以要避免反复惊厥而引起的脑损伤致智力障碍。要学会预防方法。

(1)尽量避免发热因素。平时多进行户外活动,使孩子逐渐适应外界环境的冷热变化。但也应注意气温改变,及时增减衣物,防止感冒。

(2)注意合理的饮食配置,增强孩子身体素质。

(3)一旦发热要尽快将体温控制在 38℃以下。首先要服用降体温药,在这里推荐阿苯片,这种药的成分是阿司匹林和苯巴比妥,前者可降温,后者可镇静止痉;同时,立即给予物理降温,用25%～50%的酒精擦浴。酒精擦浴时要注意,禁止擦颈后、前胸、腹部,药物降温比物理降温法起效慢。

(4)诊断为复杂型惊厥的患儿,一定要按时有规律地长期服药,可每日口服苯巴比妥3～5毫克/千克体重,服药期限从最后一次惊厥发作之日算起满 3 年。

3. 宝宝突发惊厥时的紧急对策

高热惊厥是对婴儿智力发育有不良影响的疾病,所以我们要积极的应对。当宝宝发生高热惊厥时要采取以下方法应对:

(1)婴儿侧卧或头偏向一侧:立即使婴儿侧卧,头稍后仰,下颌略向前凸,去除枕头;或让婴儿平卧,头偏向一侧。这样的体位舌根不会阻塞呼吸道,呕吐也不会引起窒息。切忌在惊厥发作时给婴儿灌药,否则有发生吸入性肺炎的危险。

(2)保持呼吸道通畅:解开衣领,用软布或手帕包裹压舌板或筷子放在上、下磨牙之间,防止咬伤舌头。同时,用手绢或纱布及时清除婴儿口、鼻中的分泌物,保持呼吸道的通畅。

(3)控制惊厥:用手指捏、按压婴儿的人中、合谷、内关等穴位两三分钟,并保持周围环境的安静,尽量少搬动患儿,减少不必要的刺激。

(4)降低体温

①在婴儿前额、手心、大腿根处放置冷毛巾并经常更换;保持毛巾的温度不要过高。也可以将热水袋中盛装凉水或冰水,外用毛巾包裹后放置婴儿的枕部、颈部、大腿根处。

②50%酒精擦浴,使大静脉走行处如颈部、两侧腋下、肘窝、窝、腹股沟处皮肤发红,有利散热(新生儿不宜用此法,否则易造成酒精中毒,使

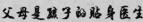

病情加重以致死亡,可用 36℃～37℃ 温水浸浴降温)。注意婴儿的前胸、腹部、足心不能用酒精擦浴,以免对婴儿造成不必要的伤害。

③药物降温:阿尼利定(安痛定)肌内注射、阿司匹林口服,也可以用婴儿退热栓塞肛。

(5)及时就医:经过上述方法处理,即使婴儿惊厥已经停止也要到医院进一步查明惊厥的原因。

婴儿抽搐 5 分钟以上不能缓解或短时间内反复发作预示病情较重,必须急送医院。就医途中将婴儿暴露在外,伸直颈部保持气道通畅。切勿将婴儿包裹太紧,否则易使婴儿口鼻受堵,造成呼吸道不通畅甚至窒息死亡。

高热引起惊厥的患儿年龄大多在 6 个月至 6 岁,超过 6 岁还发生惊厥应考虑有无其他疾病可能。

4. 如何预防高热惊厥

(1)喝淡盐开水:儿科专家指出,我们对既往有高热惊厥史的宝宝要小心照顾。如果宝宝现在处于感冒初期,伴有发热(体温≥37.8℃)、口渴时,应适当增加饮水量,喝两杯淡盐水(一次饮水量100～200毫升,间隔1～3小时),可起到防治低钠血症的作用,从而达到预防高热惊厥复发及惊厥性脑损伤的目的。当然,给患儿喝完第一杯盐开水后,家长还应带他去正规医院诊治。

(2)口服地西泮(镇静催眠药):国内最新研究资料显示,短程地西泮可以预防高热惊厥再发。该药具有疗效确切、使用方便、不良反应小等优点,对象是已有 2 次以上的高热惊厥患儿。短程地西泮具体用法是:每次0.4～0.5毫克/千克体重,在首次使用 8 小时后重复使用第二次可收到较为满意的疗效,只有个别患儿要考虑使用第三次。必须指出,对所有高热惊厥患儿来说,在口服地西泮同时必须使用退热药(如泰诺林或托恩口服液)以求快速降温,并积极选用抗生素以控制原发病。

(3)及早发现孩子体温升高:正常小儿体温在36℃～37℃,若测量腋温>37.5℃,肛温>38.2℃应确认是发热了。若在家中无体温表或一时找不

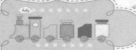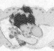
到体温表,可根据下列征象判断孩子正在发热:①母乳喂养儿,当妈妈给宝宝喂奶时感到乳儿口唇烫。②孩子脸红耳赤,前额发烫,躯干皮肤温度增高但肢体手脚发凉。③孩子不如平时活泼,身体倦懒,精神较差,食欲下降。④孩子先出现寒战、怕冷或见皮肤"鸡皮疙瘩",然后出现高热。安静时呼吸频率每分钟>35次;脉搏加快,每分钟>110次。

一旦发现孩子发热,家长立即给他喂服退热药就可有效地预防高热惊厥的出现。

六、宝宝鼻炎怎么办

1. 宝宝常见的鼻炎和鼻窦炎

鼻窦是对上颌窦、筛窦、额窦、蝶窦的统称。宝宝出生后就可能罹患上颌窦炎和筛窦炎,2～3岁后额窦、蝶窦才发育,这时才有临床意义。

急性鼻窦炎除鼻塞、多脓涕外,可有发热咳嗽、精神委靡、烦躁不安,也可伴发中耳炎、鼻出血和关节痛,较大儿可诉头痛。形成慢性鼻窦炎后,出现闭塞性鼻音和张口呼吸,黏液性鼻涕"取之不尽"。长期鼻阻塞和张口呼吸会影响面部和胸部的发育。

宝宝鼻窦炎的症状和体征与普通的感冒症状相似,诊断有一定困难,具有以下特征应想到鼻窦炎的可能,及时到耳鼻喉科应诊:一是症状持续10天以上,二是每年都多次患上呼吸道炎症,发热伴有脓性鼻涕。

鼻炎有不同的种类。

(1)宝宝上颌窦炎:宝宝上颌窦炎本属鼻窦炎范畴,因出生后即可有该病出现,又有其发病特点,所以有必要单独进行介绍。

宝宝上颌窦炎普遍的病症表现为长期轻微的咳嗽,发出"吭、吭"声,伴有痰咳出。这其实并不是气管分泌的痰,而是宝宝鼻炎产生的鼻涕向下流到咽喉和气管、支气管,然后引起反射性的咳嗽,把鼻涕咳出。这种

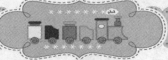

倒流鼻涕长期刺激上呼吸道,可继发慢性炎症,造成支气管炎或痉挛,促发咳喘;反过来又影响鼻黏膜的血管改变,引起鼻塞声重、咽喉肿痛等症,加重了鼻窦的炎症。医学上称为鼻肺反射综合征。

(2)嗜酸细胞增多症性鼻炎:该病是一种以鼻分泌物中嗜酸细胞增多为特征,补体结合系统功能紊乱高反应性鼻病。这是一种先天性疾病,多从宝宝1岁多开始发病,多数宝宝发育到青春期后症状才可彻底消失。

嗜酸细胞增多症性鼻炎发病特点是流大量蛋清样鼻涕,随着人体内分泌的嗜酸细胞由多-少-多的变化,流鼻涕也呈波浪式周期性加重。人体是通过鼻腔来排出过多的嗜酸细胞,从而导致鼻黏膜水肿,腺体分泌亢进,患者经常出现鼻塞、流黏液性鼻涕,头痛、头晕、耳鸣等症状,随着年龄的增长,会出现打喷嚏的现象

(3)鼻炎并发症:专家告诫广大家长,应慎重对待宝宝鼻炎容易产生的并发症。宝宝鼻炎最常见的并发症是腺样体炎、中耳炎、鼻窦炎、咽炎和支气管炎。由于鼻腔炎性刺激容易引起宝宝急性腺样体炎,长期炎性刺激又会导致腺样体肥大;鼻腔借鼻窦开口和咽鼓管分别与鼻窦及中耳道相通,为此由于炎症蔓延和擤鼻不当会导致化脓性鼻窦炎和中耳炎症;再则鼻腔炎性鼻涕倒流至咽部,会引起咽炎和支气管炎。

2. 慢性鼻炎会遗传吗

在论坛中,许多家长也说,自己有慢性鼻炎,现在宝宝也有相同症状。难道鼻炎也会遗传?

其实,现在很多疾病都不同程度与遗传有关。过敏性鼻炎的病人,尤其是有哮喘的病人已经发现有一定的家族性。但鼻炎不是遗传性疾病。一般的慢性鼻炎也未发现明确的家族遗传特点。因此,鼻炎患者不用担心鼻炎会遗传。但父母有某种疾病,宝宝带易感基因也容易患同类疾病。

这些宝宝平时要加强体育锻炼,提高身体免疫能力,体质特别差的可以服免疫制剂,避免感冒。

3. 改善环境预防宝宝鼻炎

治疗宝宝鼻炎时家长应注意，由于宝宝自述能力差，对宝宝鼻炎需要家长多加观察，用掌握的鼻病知识尽早发现宝宝鼻炎的征兆。尽早到正规医院的耳鼻喉科就诊。对宝宝鼻炎检查时，由于宝宝生理发育的特点，鼻窦的 X 线摄片对 5 岁以下宝宝诊断价值不大。6 岁以下宝宝不宜施行穿刺冲洗，以防不测。对宝宝鼻炎发生时，切忌随手拿成年人鼻炎药物治疗，宝宝禁用血管收缩剂，如滴鼻净、麻黄碱等。

过敏性鼻炎着重点还应放在预防上。预防过敏性鼻炎，首先应寻找过敏源，然后远离过敏源，避免接触毛皮、地毯、羽绒制品，家里尽量用吸尘器清洁环境，可以使用负离子发生器净化空气，经常开窗通风，保持空气清新流动。对家居的装修尽量使用绿色环保的装修材料，还要注意加强体育锻炼，减少感冒的发生，平时要让宝宝尽量不接触易产生过敏的食物或东西，做到防患于未然。

一般人习惯用手绢或纸巾捏着宝宝的双鼻孔擤鼻涕，这样会造成鼻涕倒流进鼻窦，使细菌感染鼻窦，患上鼻窦炎。正确的方法是：分别堵住一侧鼻孔，一个一个的把鼻涕擤干净。多饮白开水和果汁，使鼻分泌物稀释，减少呼吸道分泌物的堵塞，若分泌量过多，可以用热水、蒸气雾化熏鼻。

4. 什么是过敏性鼻炎

所谓过敏性鼻炎，是指过敏体质的人接触了致敏的过敏源后，产生一系列的免疫反应，导致鼻黏膜水肿，同时使鼻黏膜呈慢性炎症反应状态的疾病。小孩处在生长发育期，免疫机制还不完善，抵抗力相对较低，故而极易患上过敏性鼻炎；此外小孩若患了感冒，也会因之而诱发过敏性鼻炎。

过敏性鼻炎是一种常见的、比较麻烦的疾病。其发病率高，占整个人群的 30%～40%；涉及面广，其发病年龄可从 1～2 岁到 80～90 岁；并发症多，常常合并气管炎、支气管哮喘、慢性鼻窦炎等，且能相互影响；同

时,过敏性鼻炎的治疗也很困难,治疗不当容易反复发作。

过敏性鼻炎常见的表现以鼻痒、鼻塞、流清涕、喷嚏连续不断为主要症状,发病时多见的是眼部、腭部和耳部的痒感症状较重。较轻的鼻痒鼻内有蚁行感,重时则难以忍受,并有连续的打喷嚏,同时伴有大量清水样鼻涕,严重时流涕不止,鼻堵塞可为间断性或持续性,单侧性或双侧性,可能会有嗅觉减退或缺失,而且由于长期鼻堵塞张口呼吸,宝宝可能出现"痴呆"样面容;加之鼻堵塞可引起面部静脉回流受阻,双侧下眼睑皮肤着色,形成黑眼圈。也可能伴有全身不适感,如疲倦、头部沉重感等。

一般情况下,过敏性鼻炎分季节性和常年性两种。春天主要多见的是季节性鼻炎,也称花粉症,发病时间具有规律性,与花粉播散密切相关。初起的季节性鼻炎也可逐渐发展为常年性鼻炎,如不及时治疗,可发展为哮喘病。

5. 过敏性鼻炎的症状

(1)出现上呼吸道症状:过敏性鼻炎的主要症状和体征是流清涕、鼻塞、鼻痒、打喷嚏,常被误认为伤风感冒。宝宝常表现为阵发性鼻痒,继之连续喷嚏,少则一次几个,多则几十个。急性发作时常有多量水样鼻涕流出,间歇性或持续性鼻塞,还可出现眼部发痒、结膜充血、耳痒、咽部痒、嗅觉减退、哮喘等伴随症状和体征。

(2)发病严重会影响日常生活:发病严重的宝宝,甚至睡眠、日间活动、运动、游戏、上学都受到影响。

(3)发病时间有特点:过敏性鼻炎可以季节性发作,也可能常年性存在。

(4)鼻黏膜发生病变:鼻腔检查时,经常可以发现鼻黏膜肿胀。

6. 过敏性鼻炎的诊断和分类

根据典型症状、体征及过敏原试验结果,即可以做出过敏性鼻炎的诊断。据宝宝症状、体征、持续时间和程度进行分类,再综合二者可以将

过敏性鼻炎分为轻度间歇性、中重度间歇性、轻度持续性、中重度持续性四种类型,而分类是为宝宝选择阶梯性治疗方案的依据。

(1)病程分类

①间歇性。症状发作每周少于 4 天或持续时间少于 4 周。

②持续性。症状发作每周超过 4 天或持续时间超过 4 周。

(2)病情分类

①轻度。发作时喷嚏、鼻痒、鼻涕和鼻塞四项症状中有两项以上,症状轻微能够忍受,睡眠、日间活动、运动、娱乐、工作、上学未受影响。

②中重度。发作时喷嚏、鼻痒、鼻涕和鼻塞四项症状中有两项以上,症状明显无法忍受,睡眠、日间活动、运动、娱乐、工作、上学受到影响。

(3)贴心小提示

①在诊断过敏性鼻炎或哮喘时,应同时对上、下呼吸道进行检查评估,如诊断过敏性鼻炎时,应注意是否合并气道高反应和哮喘。

②在诊断哮喘时,应注意病史中是否有过敏性鼻炎的病史。

7. 过敏性鼻炎的治疗原则

过敏性鼻炎要以预防为主。如果宝宝已经患病,那就要积极治疗。

首先避免接触致敏源和刺激性物质。预防过敏性鼻炎最理想的方法是生活中注意观察哪些因素容易诱发过敏性鼻炎发作,一旦找出来就尽量避免与其接触。常见的过敏源是尘土、螨虫、真菌、动物皮毛、羽毛等。

第二要配合医生积极进行药物治疗。一旦患病,在医生的指导下采取全身和局部抗过敏药物治疗。

(1)抗组胺药(口服或鼻内使用)为首选药物,有助于减轻鼻黏膜水肿,能减轻流涕和喷嚏症状。

(2)鼻用糖皮质激素药物可以成为一线用药,用于轻度持续性、中重度间歇性、中重度持续性患者。局部用糖皮质激素药可以在鼻腔内发挥强力消炎作用,缓解流清涕、鼻塞、鼻痒、打喷嚏症状。

(3)白三烯受体拮抗剂是非激素类的抗炎制剂,可以减少过敏性鼻炎患者对糖皮质激素的需求,每日口服 1 次,用药方便。

另外,应据过敏性鼻炎分类进行阶梯性药物治疗,连续应用较长时间。如果能按年龄选择适宜的药物,掌握正确使用方法,不良反应很少,不妨碍宝宝的生长发育。

8. 宝宝过敏性鼻炎贴心小提示

(1)对已经发生其他过敏性疾病的宝宝积极进行治疗,如过敏性皮炎,以防发生过敏性鼻炎。

(2)积极防治急性呼吸道疾病,以免诱发过敏性鼻炎发作。

(3)消除室内尘螨、每周用热水洗涤床上用品,并用热烘干器烘干或晒在阳光下使其干燥。

(4)床上用品最好使用防螨材料制品,每日起床叠被子。

(5)少用填充或毛绒玩具、地毯和挂毯,室内尽量少放家具。

(6)保持室内干燥通风,注意减少室内植物。

(7)不养宠物,已有的宠物一定要安置在屋外或卧室以外,经常给宠物洗澡。

(8)家里要定期进行彻底清扫,消除蟑螂。

(9)不在室内吸烟,避免带宝宝到吸烟的公共场所,定期注射流感疫苗。

(10)花粉多的季节少带宝宝出门,尤其是有风的时候,要特别减少甚至避免户外活动。

(11)敏感季节居室里最好不要使用空调,注意关窗,减少开窗的次数,尽量使用空气过滤器。

(12)外出最好戴口罩,归来之后要洗澡,洗去落在头上和衣服上的花粉。

(13)生活要有规律,平衡饮食,加强体育锻炼,增强体质。

(14)从小锻炼小宝贝用冷水洗脸,使皮肤经常受到刺激,增加局部血液循环,保持鼻腔通气。

(15)单纯避免过敏源的方法有时效果并不明显,需要父母带宝宝去寻求医生的帮助,并在医生的指导下采取药物治疗及免疫治疗。

9. 宝宝为什么夏季易发过敏性鼻炎

过敏性鼻炎和气温有着重要的关系,按常理说,冬天和春天是过敏性鼻炎的高发季节。但是现在,夏季宝宝也容易发生过敏性鼻炎。为什么呢?

冷空气是引发过敏性鼻炎的主要因素。虽然夏季气温高,但是由于生活水平的逐年提高,空调几乎成为室内的必备电器,无论大人小孩都愿意将空调开得低低的。外面天气热,大部分宝宝都喜欢躲在家里,开着空调。这种情况往往被家长忽视,认为宝宝不出去乱跑免得中暑,待在屋里凉凉快快玩游戏也挺好。

其实,宝宝在空调房间呆得时间稍微长一点都会受不了。空调房间气流的方向经常变化,气流速度的加快会导致空气热量不断变动,这些因素干扰了人体的嗅觉,会削弱身体对空气中病菌、过敏源、异味的反应性和抵抗能力,特别是处于生长发育阶段的宝宝,身体抵抗力本来就弱,更容易受侵袭。另外,空调房间湿度太大,对眼、鼻等器官的黏膜产生了不利影响,如果经常进出空调房间,忽冷忽热更容易引发呼吸系统疾病,过敏性鼻炎就是在这种情形下找上了宝宝。如果家长没有足够的重视,很可能会诱发鼻窦炎,出现头痛、视力下降,甚至记忆力减退等智力问题,对身体发育将产生很大的影响!

10. 切勿小视过敏性鼻炎

过敏性鼻炎是由于鼻黏膜接触过敏源如螨虫、花粉、尘埃、真菌等产生抗原抗体结合,形成的变态反应性疾病,是一种全球性的疾病,全世界有10%～25%的宝宝患有此病。根据发作时间,过敏性鼻炎分为季节性和常年性鼻炎两种。主要表现为喷嚏、流涕、鼻塞、鼻痒。每次发作一般不少于5个喷嚏,常在早晨起床,夜晚入睡或季节变换时加重。喷嚏过后常有大量清水样鼻涕。

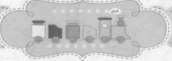

过敏性鼻炎虽谈不上会致人于死亡,但危害性也不容小视。连续打喷嚏、鼻痒、鼻塞很厉害,流清水样鼻涕,还可能伴有头痛。若不及时控制,会引发鼻窦炎、咽炎、顽固性头痛、慢性支气管炎、支气管哮喘,如果合并了这些疾病,过敏性鼻炎的治疗就会更加复杂和麻烦。严重时还会导致宝宝记忆力减退,可引起智力发育障碍,影响小孩的学习和生长发育。

11. 感冒与鼻炎的区别

很多家长都问,宝宝有打喷嚏、鼻塞、流鼻涕的症状,这到底是感冒还是鼻炎?感冒是老百姓通俗的说法,科学的名词应该是"上呼吸道感染"。鼻炎有四大典型症状,即鼻痒、打喷嚏、流涕、鼻塞。

尽管大多数的感冒药都含有缓解流涕、打喷嚏的成分,在患病初期能够解决一定的问题,但对炎症不起作用。因此,感冒了要及时治疗,有炎症时(如流脓鼻涕就说明有细菌感染)有必要吃些抗生素。如果炎症不及时消除,反复刺激,鼻腔黏膜和黏膜下层慢性炎症,就会发展为慢性鼻炎。例如,比较早期的慢性鼻炎常表现为鼻黏膜的慢性充血肿胀,称慢性单纯性鼻炎;若发展为鼻黏膜和鼻甲的增生肥厚,就称为慢性肥厚性鼻炎;鼻窦开口处长期受脓性分泌物刺激,可能会长鼻息肉或鼻窦炎;还有萎缩性鼻炎、干燥性鼻炎、过敏性鼻炎等。一般来说,鼻炎病程超过8周,就转化为慢性鼻炎了。

慢性鼻炎治疗起来比较麻烦,目前的药物主要以鼻腔局部治疗为主,如喷局部类固醇激素,可以控制局部炎症,缓解鼻塞、打喷嚏的症状。一些慢性鼻炎(如肥厚性鼻炎、萎缩性鼻炎)则需要通过激光、微波、射频等手术治疗。

另外,还要针对病因治疗,及时治疗全身性慢性疾病、鼻窦炎、邻近感染病灶和鼻中隔偏曲等。因此,如患有上述疾病者,当出现类似感冒的症状时,一定要格外留心,不要随便买些感冒药吃就了事,应到医院耳鼻咽喉科治疗。

12. 治疗过敏性鼻炎的药物

治疗过敏性鼻炎的药物主要有以下几类。

(1)抗组胺类药:主要作用是隔离肥大细胞所释放出的过敏物质,使鼻黏膜肿胀及充血的症状明显改善。有一定不良反应。

(2)血管收缩剂:为交感神经兴奋剂。作用是使鼻黏膜血管收缩,主治鼻塞。连续服药不可超过7天以上,否则停药后会出现反弹性鼻充血,引发药物性鼻炎。

(3)类固醇:鼻部喷剂。连续使用3周以上才会有明显的效果。无明显的全身性不良反应。勤于漱口,避免局部细菌的孳生。

(4)肥大细胞稳定剂:用于预防及治疗过敏。优点是不会产生明显的不良反应。

(5)抗生素:单纯的过敏性鼻炎无须使用。合并有中耳炎或鼻窦炎、高热不退或有黄脓鼻涕时,须对症下药。

一旦患病,在医生的指导下采取全身和局部抗过敏药物治疗,尽量避免食用海鱼、海虾、河蟹等含大量异体蛋白的食物,进食清淡而富营养的饮食,多吃新鲜蔬菜和富含维生素C的食物,不吃或少吃油腻食物、甜食品或甜饮料等。

13. 如何预防过敏性鼻炎

预防记住七要点。

(1)尽量避免接触过敏源。在花粉播散季节,不带宝宝去花草树木茂盛的地方,更不能随便去闻花草。

(2)住室和床褥要经常除尘,不在室内吸烟,保持室内清洁卫生。

(3)经常开窗通风,保持室内空气新鲜。

(4)不要养猫、狗、鸟等宠物。

(5)不吃辛辣食物、烹炸食品及海鲜,不乱喝饮料,常吃新鲜蔬菜水果,多喝白开水。

(6)平时多带宝宝进行运动锻炼,养成用冷水洗脸洗手的好习惯,可

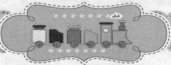
提高身体对外界气候变化的适应能力和抗病能力。

(7)要定期去医院进行检查,医生根据情况调整用药。

七、宝宝腹泻怎么办

1. 什么是宝宝腹泻

婴儿腹泻是一组由多病原、多因素引起的以大便次数增多和大便性状改变为特点的儿科常见疾病。多发于2岁以下婴幼儿,特别是1周岁以下婴儿。一年四季都可能发生,以夏季、秋季为最多。

腹泻的起病可缓可急,轻症仅有胃肠道症状,即食欲缺乏,偶有呕吐,大便次数增多及性状改变;重者大便次数要达1天10余次甚至几十次,大便可呈水样、糊状、黏液状,有的可解脓血便,同时出现较明显的脱水和电解质紊乱及全身中毒症状(如高热、烦躁、精神委靡等)。

2. 宝宝为什么会腹泻

腹泻一般可以分为感染性和非感染性两种。

(1)感染性腹泻:感染性腹泻可由病毒(以轮状病毒为最多)、细菌、真菌、寄生虫感染肠道后引起。其中轮状病毒是婴幼儿秋、冬季腹泻的主要病因。对于肠道细菌感染而言,大肠埃希菌是婴幼儿腹泻的主要病原菌之一。

(2)非感染性腹泻:一方面,婴幼儿由于机体发育尚不成熟,消化功能不成熟,胃液酸度低,消化酶分泌量不足或者活性低,对食物的耐受力低下;另一方面,由于婴幼儿处于身体快速发育的时期,对各种营养的需求高,相对而言,需要消化吸收更多的食物以满足生长发育的营养需求。所以,喂养不当容易导致消化系统的功能紊乱,如进食量的多少,辅助食品添加的时间,辅助食品的品种选择等,掌握不好均会导致腹泻。同时,婴幼儿进食过热、过凉、突然改变食物品种,气候变化等均有可能引起腹泻。

此外,由于婴幼儿消化系统尚未发育成熟,对各种特殊食物的耐受能力差,很容易发生过敏现象,包括牛奶过敏、麦类食物中谷蛋白过敏,以及乳糖酶缺乏、双糖酶缺乏等引起的过敏均会引起腹泻。

3. 腹泻对宝宝的危害

腹泻确实会对宝宝造成一些不良影响。

(1)腹泻能引起营养不良:众所周知,胃肠道是人体吸收营养物质的唯一途径。摄入的食物和其他营养物质在胃肠道消化和分解后,有用的部分被吸收,无用的残渣由粪便排出。腹泻时,人体对营养的吸收发生严重障碍,能量供给不足使人感到头昏眼花、口干舌燥、四肢疲乏、心慌气短,甚至出现营养不良表现。

(2)腹泻可导致维生素缺乏:长期腹泻可直接影响机体对维生素的吸收,引起维生素的缺乏。有些人腹泻日久后出现皮肤、头发干燥,头发失去正常光泽和滋润,有散在性脱发而早秃,为缺乏维生素A所致;有些人出现舌炎、口角炎、多发性神经炎,这是缺乏B族维生素的结果。

(3)腹泻可引起贫血:由于消化吸收的障碍,蛋白质及其他造血原料的吸收减少可引起贫血,出现指甲、手掌、皮肤及口唇和睑结膜等处颜色苍白,疲倦乏力,头晕耳鸣,注意力不集中等贫血症状,甚至可出现营养不良性水肿。

(4)腹泻可降低身体的抵抗力:腹泻引起的营养不良、贫血及维生素缺乏等可使人体对传染病及各种感染的抗病能力减弱,炎症容易扩散,也可使组织再生及外伤愈合能力减弱,受伤后伤口不易愈合。

(5)腹泻可减少人体对水分的吸收:小肠黏膜病变可直接影响人体对水分的吸收。肠腔内高渗透压会使血中部分水分向肠腔转移,最后由大便排出,使机体丢失大量水分。当水分丢失不超过体重的5%时机体能代偿;一旦超过5%便无法代偿,从而出现一系列水、电解质失调和酸

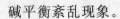

碱平衡紊乱现象。

(6)腹泻可引起机体电解质的丢失:腹泻时,机体不但丢失大量水分和营养物质,还会丧失大量对机体功能活动有重要意义的电解质,如钠、钾、钙、镁等。如果丢失超过一定限度就会出现相应的机体功能紊乱。如缺钾时可出现心律失常、全身软弱无力、反射减弱或消失,甚至出现呼吸肌麻痹及肠麻痹等一系列缺钾症状。

(7)腹泻可导致"酸中毒":平时,体内代谢产生的二氧化碳通过呼吸排出,其余的废物需要经过水的运送,通过肾脏由尿排出体外。脱水时尿量因机体内水分损失而减少,甚至无尿,这会使体内代谢产生的废物排出减少而在体内蓄积,使机体发生中毒症状,称为"酸中毒"。其临床表现除呼吸改变外还可见疲乏无力及神经系统症状等。

(8)腹泻甚至会引发生命危险:脱水、电解质紊乱及酸中毒都会对机体产生严重损害,如不及时抢救会有生命危险。

4. 如何护理患腹泻的宝宝

(1)母乳喂养的宝宝应减少喂奶次数及每次喂奶时间,并暂停辅食;母亲宜少吃油腻物以减少奶中脂肪,并且不宜在夏季断奶。

(2)合理安排饮食,讲究卫生、消毒食具。

(3)添加辅食时,每次只限一种且渐渐加量。

(4)将患儿隔离防止交叉感染。

(5)细心护理,做好口腔护理和各种清洁消毒工作,勤换尿布,便后要用温水清洗肛门,防止发生红臀。

(6)患儿的腹部要保暖以减轻因肠蠕动过快而引起的腹痛。

(7)急性腹泻时最重要的是避免脱水及电解质失衡的发生。

(8)严重时,医生会给予止泻、输液治疗。止泻药与抗生素的使用与否,医生会根据病情判断。

(9)在医生的治疗之余,家长可以做适当的护理。如暂时停止添加新的辅食;喂食配方奶的小孩子,父母可依其严重程度暂停或减半配方奶的喂食,待腹泻缓解后再逐渐调整。

(10)当婴儿呕吐厉害无法进食,或是腹泻严重已有脱水现象时,必须以输液来补充丢失的水分和电解质了,否则会有休克、肾衰竭的危险。

5. 宝宝腹泻脱水有哪些表现

当婴儿出现以下症状表示有脱水现象,须赶快送医院治疗。

(1)嗜睡。

(2)嘴唇及皮肤干瘪,失去弹性。

(3)尿量明显减少,甚至无尿。

(4)嚎哭的时候流不出眼泪。

(5)囟门凹陷。一岁半以下的小儿囟门尚未关闭,脱水严重时会出现囟门凹陷的情形(须以直立姿势来判断)。

6. 宝宝腹泻时要合理喂养

宝宝腹泻是很难受的,父母的心情我们都可以理解。我们可以通过一些简单的方法治疗腹泻。

当由于各种原因出现婴儿腹泻时,除了要及时去医院检查、诊断治疗外,对于由于消化不良而致的腹泻还要特别注意婴儿的膳食,以防止病情恶化。合理喂养关键在于根据婴幼儿的消化吸收能力进行喂养,只要合理喂养就可达到控制腹泻的效果。

腹泻婴儿原则上不主张禁食,一般应继续膳食,但是可以根据实际情况适当调整进食。因为腹泻时胃肠功能紊乱,禁食后婴儿一直处于饥饿状态,得不到足够营养胃肠功能就不能恢复。长期禁食还会发生营养不良。

母乳喂养的婴儿不必停止喂奶,只需适当减少喂奶量,缩短喂奶时间,延长两次喂奶的间隔时间就可以。一般来说,3 个月以内的婴儿每 3 小时喂 1 次,夜间停喂 1 次;3～5 个月的婴儿每 3 个半小时喂 1 次;5 个月大后每 4 小时喂 1 次,每次喂奶 15～20 分钟。喂奶时间以外,婴儿啼哭可以喂白开水或 5% 葡萄糖水。缩短喂奶时间后(一般正常喂奶时间是每只乳房喂 10 分钟,可减为 5～7 分钟),应将剩余乳汁挤掉,因为后一部分乳汁脂肪含量高,会加重婴儿腹泻。也可以减少1~2次母乳的哺喂使婴儿胃肠得到休息。

用配方奶喂养的婴儿腹泻,要根据腹泻、呕吐、食欲和消化的情况确定膳食治疗的方法。如病情较重,每日腹泻超过10次并伴有呕吐,应暂停牛奶,禁食6~8小时,最长不超过12小时。禁食应保证充足的水分供应,可喂葡萄糖、淡盐水、胡萝卜汤、焦米汤、红茶水等。间隔的时间和量可以根据婴儿的需要随时少量哺喂,以减轻婴儿胃肠负担,待病情好转逐渐改服米汤、冲淡的脱脂牛奶、稀释的牛奶、高钙奶等,至健康后再恢复原来的膳食。

如婴儿腹泻不严重,仅比正常多2~3次,无呕吐,可暂时喂1~2日米汤,尔后喂水或用米汤冲淡的奶。奶量可视病情先按1/2后按1/3等,使肠道逐步适应。当大便正常后可改服全奶。如婴儿偶然出现腹泻,家长可将奶冲淡喂1~2天即可恢复正常奶量。冲淡奶可用米汤,因米汤没有发酵作用,可减少对肠道的刺激,而且含有较高的营养成分,有利于腹泻患儿的恢复。

7. 宝宝腹泻膳食禁忌

网友询问:宝宝腹泻时什么样的食物不可以吃。

(1)宝宝腹泻时要禁食高脂肪膳食。脂肪不容易被消化,增加消化道负担,而且脂肪润肠的作用会使腹泻加重。

(2)宝宝腹泻时肠蠕动增强,肠内常有胀气使腹泻加剧,所以牛奶、甜食、豆类物质及豆制品等易导致胀气的食物不宜食用。

(3)腹泻病人肠道的腐败作用很强,所以应尽量减少蛋白质的摄入量,如鸡蛋、奶类、肉类食物等。

(4)富含纤维素的水果会促进肠道蠕动从而加重腹泻。因此,患病时应忌食此类水果和蔬菜,如菠萝、西瓜、白菜、辣椒、韭菜、红薯等。

(5)为了避免加重胃肠负担,也应忌食生冷、油腻的食物。

8. 宝宝腹泻别乱用药

在儿科常见到这样的病例:孩子生下没几天就开始腹泻,大便稀薄,呈黄色或黄绿色,每天少则二三次,多则四五次,时间长达几个月,甚至半年。孩子虽然腹泻很长时间,但一直吃得很好,人也不见瘦下去。不过,父母还是难免为此焦虑不安,这到底是怎么回事呢?

这种病在医学上称为"婴儿生理性腹泻",多见于6个月以内纯母乳喂养的孩子,一般由孩子胃肠功能尚未发育成熟引起。随着年龄的增长会不治自愈,不必用药。

生理性腹泻的特点是:大便稀薄,每天4～6次,有奶块或少量黏液,常在喂奶后立即排便,除腹泻外没有其他异常情况,精神愉快、食欲正常、睡眠安稳,体重按正常速度增加,无脱水表现,大便化验无异常。

而病理性腹泻由细菌、病毒或真菌引起,多伴有发热现象,有些孩子会出现呕吐,粪便有异常臭味,呈蛋花汤或豆腐渣样,含有黏液或脓血,如不治疗会持续加重。出现这种情况,父母一定要带孩子去医院。

9. 如何照料生理性腹泻的宝宝

生理性腹泻的宝宝比较常见,这里提几条建议。

(1)保证进食量。因为孩子正处于快速生长发育期,所以摄取量一定要大于消耗量,要让宝宝吃饱。

(2)孩子最开始出现腹泻不知是生理性还是病理性时,家长要带宝宝去医院请医生检查。

(3)家长不要私自给孩子用药。随便用药会破坏婴儿胃肠道的内环境。

(4)如果大便次数突然增加,大便水分增多,有臭味,要及时寻找原因。

(5)家长要及时给孩子换尿布和清洗臀部,否则可能引起红臀甚至局部感染。

10. 如何预防幼儿腹泻

腹泻是宝宝的常见病、多发病。那么究竟如何做才能预防呢?

(1)注意卫生:为防止宝宝发生腹泻,食品及食具的卫生相当重要。

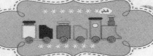

特别是较早添加辅食的宝宝,应注意饮食卫生及水源卫生。保证食品制作过程的清洁卫生,食具必须每天煮沸消毒一次,每次喂食前还应用开水烫洗。清除了食具上附着的病原微生物,宝宝就能少得腹泻病了。

(2)科学添加辅食:幼儿腹泻有相当一部分是由于喂养不当所引起的。幼儿的胃肠道比较柔弱,功能尚未发育完善。因此,母乳喂养或人工喂养的宝宝在添加辅食时都应慎重。注意:一要按时添加;二要遵守"从少到多"的原则;三要避免同时添加几种食品。这样,就可有效防止因喂养不当造成的腹泻。

(3)生病时喂养要得当:幼儿消化道原本娇嫩,患病(如发热、呼吸道感染、食欲缺乏等)时消化功能会明显降低,在喂食时应减少奶或食物的量,稍大的宝宝应给予容易消化又营养丰富的食物,切忌生冷油腻之品。病情需要时还可用口服补液盐配制成饮料,随时口服,以避免患病时因喂养失误发生腹泻,加重病情。

(4)科学护理以防传染:感染性腹泻如大肠埃希菌、伤寒、副伤寒或轮状病毒腹泻的宝宝,除服用医生给予的药物外,家长要特别注意家庭中的消毒、隔离,以免传给他人。消毒时可采用消毒剂擦拭桌面、地面并洗涤宝宝接触过的用具、玩具等。

(5)积极进行卫生宣传教育,培养宝宝良好的卫生习惯:饭前便后要洗手;生吃瓜果要洗烫,告诉宝宝"病从口入"这样一个常识。

八、宝宝消化不良与积食

1. 按摩调理宝宝消化不良

消化不良是宝宝经常出现的疾病,我们可以通过简单的家庭按摩进行有效的调治。下面介绍几种简单的按摩方法。

推拿按摩适当的穴位,具有较好的调理脾胃的功效。治疗宝宝消化不良的常用穴位有两个:一个是足三里穴,位于膝眼下三寸的胫骨外大筋内。中医学认为,足三里穴是全身性的强壮要穴。常按摩此穴,可使幼儿的消化功能旺盛,消化吸收率增加,营养不良的情况得到改善;另一个是中脘穴,位于脐上四寸,属于任脉穴,常按摩能行气活血,清热化滞,健脾和胃,对于宝宝食积疳积、腹痛胀满、便秘泄泻等有很好的作用。另外,按摩时如果配合一些手法效果会更好。常用的手法有揉、推、摩、按等。在给宝宝按摩时力度要适中,每天早、晚各 1 次。若再配合捏脊法,效果会更好。

2. 宝宝消化性溃疡低龄化的原因

消化性溃疡的患者出现低龄化趋势。据调查,近年来从婴幼儿到学龄儿童这个年龄段的宝宝患消化性溃疡的几率不断上升,发病率每 10 万宝宝达 13.7 人。

为什么会出现这种情况呢?有以下几种原因。

(1)不良饮食习惯:越来越多的宝宝有偏食、挑食的习惯,特别喜欢吃冷饮和零食。这样会使胃窦部扩张,胃泌素大量分泌,十二指肠液和胆汁反流,从而破坏了胃黏膜的正常结构,发生溃疡。而且零食中的防腐剂对胃黏膜有直接损害作用。

(2)传统餐桌习俗:我国绝大多数家庭的餐饮习惯是一起就餐,不分碗筷。如果其中有幽门螺杆菌感染的人,宝宝就很可能被感染。有时带养宝宝的成年人特别喜欢将自己咀嚼或咬下的食物喂给宝宝,更是直接把病菌带给了抵抗力低的宝宝。

(3)疾病继发:新生宝宝也会得消化性溃疡,主要是在全身感染、大手术、重度营养不良或脑部疾病后。新生宝宝的消化系统很柔弱,如果某些药物损伤胃肠,也会引起消化性溃疡。

(4)被动吸烟:现在吸烟的人与日俱增。如果家中有人长期吸烟,宝宝经常被动吸烟,吸入的烟雾会引起血管收缩,抑制肠液分泌和胆汁的反流而导致溃疡病发生。

就是这些原因造成了宝宝消化性溃疡发病率高。

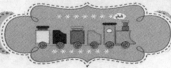

3. 防治宝宝胃溃疡方法

宝宝常常会说肚子痛,疼痛的部位大多指在肚脐附近,有时还会反复呕吐吃下去的食物或酸水,甚至伴有呕血、黑粪。

(1)预防、调理很重要:合理的饮食调理对消化性溃疡有着重要的作用,柔软、温和的食物不会损伤胃。宝宝在急性发作期,可给予牛奶、豆浆等流食;症状减轻后给予面条、馒头、面包、稀粥等。

(2)禁忌食物:冷饮、油煎、辛辣、刺激食品。

(3)卫生习惯:饭前便后勤洗手,不用手拿东西吃,餐具经常消毒,宝宝的餐具要与成年人分开,家中有幽门螺杆菌感染者应采用分食制。

4. 益生菌与宝宝胃肠健康的关系

营养指南:益生菌是对人体有益的细菌的总称。益生菌可抑制有害菌生长,对于幼儿常见的厌食、偏食、挑食、消化不良性腹泻,营养发育不良等症状有较好的作用。幼儿常见的消化不良性腹泻,是腐败菌生长所致腹泻。益生菌分解肠道食物以利于消化吸收,并促进多种维生素(如B族维生素、维生素K、维生素E、烟酸、辅酶A等)的合成以满足宝宝生长发育所需。复合酵素直接分解肠道未完全分解的食物,不仅洁净胃肠,同时使胃肠功能得以恢复正常。合理的营养物质配伍与良好的消化吸收功能是营养发育良好的必备条件。

所以,平时家长们可以适当给宝宝饮用一些含有益生菌的饮品。使"食欲缺乏""发育不良""免疫力低下""脑力不足"宝宝的胃肠功能得到提高,从而增强宝宝的免疫力。

5. 仔细辨别宝宝呕吐的原因

(1)发热引起的呕吐:宝宝突然呕吐时家长要先摸摸他的头,看看有没有发热。由发热引起的呕吐,要及时带宝宝去看医生。注意不要扔掉呕吐物,把呕吐物一并带到医院,让医生进行检查。

(2)积食引起的呕吐:有的宝宝会在饭后出现呕吐,而且呕吐后精神转好。这种呕吐往往是宝宝吃得过饱积食的缘故,妈妈们不用过多担心。仔细观察宝宝的情况就可以了。

(3)外伤引起的呕吐:宝宝的头部受到了意外的打击或碰撞也会引发呕吐。妈妈要仔细检查宝宝的头部有没有伤痕,同时还要询问宝宝最近几天有没有摔跟头。如果有上述情况发生,妈妈一定要立即送宝宝去医院做检查,检查宝宝的头部是否出现了病情。

(4)腹部疾病引起的呕吐:如果宝宝呕吐且说肚子痛,妈妈就要考虑宝宝是不是肠梗阻。如果是有疝气的宝宝,家长就要考虑是不是肠套叠,应尽快就医。

(5)咳嗽引起的呕吐:有时宝宝咳嗽得很厉害,也会把吃下去的东西吐出来,这种情况的呕吐多半是在宝宝因痰不易咳出而剧烈咳嗽后发生的。

6. 宝宝腹痛可能是溃疡病

不要以为只有中老年人才会发生溃疡病。现在医学科学研究提示,溃疡病可发生于宝宝各个时期甚至胎儿期。幼儿期溃疡病大都为胃溃疡或十二指肠溃疡。

(1)宝宝的溃疡病主要症状:宝宝常常自感腹部疼痛,呈间歇性反复发作,有时为上腹部或局限于脐部周围疼痛,有时疼痛还与进食有关。

(2)分类:其实胃溃疡、十二指肠溃疡都有急性和慢性之分。

①急性溃疡。大都发生于新生儿和婴儿,多由自主神经功能尚未健全所致。主要表现为呕吐、频繁哭闹、拒食、消瘦、嗳气、便秘,严重时并发穿孔而危及生命,常常伴发营养不良、败血症、肺炎、流行性脑脊髓膜炎。

②慢性溃疡。多见于年长儿,主要与其精神因素相关,如情绪激动、精神刺激、季节气温(特别是寒冷)、饮食不节和家族史等均可诱发。

(3)溃疡病信号:发现宝宝有下列表现,就应提高警惕。

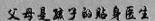
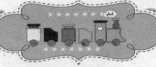

①家族中有胃及十二指肠溃疡病史。

②经常出现与进餐有关的呕吐。

③在空腹、进餐后或夜间时常自觉上腹部、脐周部疼痛、压痛。

④营养不良性贫血、不明原因的呕吐、便血、休克、胃穿孔,以及大便检验隐血试验阳性等。

⑤长期食欲减退,体质消瘦等。

7. 宝宝积食的症状

(1)宝宝口臭、手足发热、皮色发黄、精神委靡。

(2)宝宝在睡眠中身子不停翻动,有时还会咬牙。所谓食不好,睡不安。

(3)宝宝最近大开的胃口又缩小了,食欲明显不振。

(4)宝宝常说自己肚子胀,肚子痛。

(5)宝宝鼻梁两侧发青,舌苔白而且厚,还能闻到呼出的口气中有酸腐味。

(6)有恶心、呕吐、食欲缺乏、厌食、腹胀、腹痛等症状。

如果宝宝有上述症状,那就可能是积食(消化不良)的表现了。

8. 宝宝积食的饮食疗法

我们可以通过一些简单的方法治疗宝宝的积食。大家一起看一看。

如果宝宝太小可将3~5个鸡内金焙干,研成粉末,熬水或熬粥连服2~3天。情况严重者可适当增加数次。以下是一些应对积食的小药方。

方1:糖炒山楂。清肺、消食,尤其是因吃肉过多引起的积食。取红糖适量(如宝宝有发热的症状,可改用白糖或冰糖),入锅用小火炒化(为防炒焦,可加少量水),加入去核的山楂适量,再炒5~6分钟,闻到酸甜味即可。每顿饭后让孩子吃一点儿。

方2:山药米粥。调补脾胃,滋阴养液。用于小儿积食不消,吃饭不香,体重减轻,面黄肌瘦。取干山药片100克,大米或小黄米(粟米)100

克,白糖适量。将大米淘洗干净,与山药片一起碾碎,入锅,加水适量,熬成粥,用白糖调味。

方3:白萝卜粥。开胸顺气,健胃。对小儿消化不良,腹胀有疗效。白萝卜1个,大米50克,糖适量。把白萝卜、大米分别洗净。萝卜切片,先煮30分钟,再加米同煮(不吃萝卜者可捞出萝卜后再加米)。煮至米烂汤稠,加红糖适量,煮沸即可。

方4:取白豆蔻3克,用保温杯泡水饮服,可治吃生冷果品引起的伤食。

方5:吃生冷果品引起伤食时,可取丁香2克,神曲15克,用沸水冲泡,代茶饮服。

方6:用一把干稻草煎浓汤饮服,可治吃牛肉过多而引起的伤食。

方7:吃谷类食物过多引起厌食、腹部胀痛,可取麦芽10克,神曲30克,萝卜子10克炒加水煎服,每日2次。

方8:吃面食品引起的伤食,可将萝卜子12克炒熟捣烂后煎水饮服,即可逐渐治愈。

方9:当吃面食引起伤食时,可取麦芽20克煎水饮服,每日1剂,分3次服。

方10:荸荠、萝卜助消化。取生荸荠20只,萝卜250克,捣烂挤汁热服,能帮助消化。

方11:槟榔、焦三仙消食。取槟榔10克,焦山楂、焦神曲、焦麦芽(合称"焦三仙")各15克,加水煎汁饮服,消食效果好。

方12:蚕豆皮助消化。炒焦蚕豆皮泡水代茶饮用,能促进消化,健胃止渴。

方13:儿童饭前饮水助消化。饭前1小时左右让孩子饮1杯水,可以及时补充到全身各细胞组织,促使消化器官分泌出足够的消化液,有益于食物的溶解、消化和吸收。

方14:高粱治小儿消化不良。取高粱碾的第二遍糠,炒至褐色、有香味,除掉上面多余的壳,每日服4次,每次1.5~3克,可治小儿消化不良。

方15:锅巴消食。常食少量锅巴能消积食、止泄泻、治脾胃虚寒。中

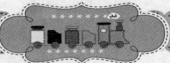

医以锅巴为主药配制的"锅焦丸"就专治小儿消化不良。

方16:胡椒、大枣助消化。胡椒10粒捣成粉状,与去核大枣10枚,生姜5片一起煎汤服,有助于消化。

方17:胡萝卜治小儿消化不良。取胡萝卜150克,切片煎服,每日数次,可治小儿消化不良。

方18:黄瓜豆腐治小儿消化不良。将黄瓜250克与豆腐500克一同加水煮熟,适量饮汤吃瓜,每日多次,可治小儿消化不良。

方19:橘皮、生姜消食。取橘皮7克,加生姜1块与适量的糖,用沸水冲泡,代茶饮服,可治消化不良。

方20:柠檬治消化不良。用适量腌柠檬送服稀粥,早、晚各1次。可治消化不良。

方21:山楂、麦芽消食法。取生山楂9克,炒麦芽9克,加水煎服,可治积食及消化不良。

方22:鸡蛋伤食的宝宝,可用一汤匙醋兑米汤喝;吃了太多油腻的食物,宝宝觉得恶心时,可喝几口醋,小口、慢咽会觉得舒服些。

9. 宝宝积食的按摩疗法

(1)捏脊:让患儿面孔朝下平卧,家长用两手拇指、食指和中指捏宝宝的脊柱两侧,随捏随按,由下而上捏3～5遍,每晚1次。

(2)揉中脘:胸中与肚脐连线的1/2处,即是中脘穴位。家长用手掌根旋转按揉,每日2次。

(3)摩涌泉:足底心即是涌泉穴。家长以拇指压按涌泉穴,旋转按摩30～50下,每日2次。

10. 宝宝积食的药物治疗

(1)小儿化食丸

功效:贪食受凉引起腹胀、恶心呕吐、烦躁口渴、舌苔黄厚、大便干燥时,宝宝可服用小儿化食丸。

用法:1岁以下每次服用1丸,每日2次,大于1岁每次服用2丸,每

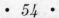

日 2 次。用开水溶化后服用。

（2）小儿消积止咳口服液

功效：当宝宝因积食引起咳嗽、喉间痰鸣、腹胀如鼓，不思饮食、口中有酸臭气味时，可服用小儿消积止咳口服液。

用法：小于 1 岁每次服用 5 毫升，每日 3 次；1～2 岁每次服用 10 毫升，每日 3 次；2～4 岁每次服用 15 毫升，每日 3 次；5 岁以上每次服用 20 毫升，每日 3 次。温开水送服，2 岁以上的宝宝可直接服用。

九、宝宝便秘怎么办

1. 宝宝为什么会便秘

婴儿便秘是一种常见病症，原因很多，概括起来可以分为两大类，一类属功能性便秘，此类便秘经过调理可以痊愈；另一类为先天性肠道畸形导致的便秘，通过一般调理是不能痊愈的，必须经外科手术矫治。绝大多数的婴儿便秘都是功能性的。

如果婴儿饮食太少，消化后的余渣就少，自然大便也少。奶中糖量不足可以使大便干燥。如长期饮食不足则形成营养不良，腹肌和肠肌缺乏动力不能排出大便，可出现顽固性便秘。大便的性质与食物成分有关，如果食物含有多量的蛋白质而缺少碳水化合物（糖和淀粉）则大便干燥而且排便次数少；食物中含有较多的碳水化合物则排便次数增加且大便稀软；食物中含脂肪和碳水化合物都高则大便润滑。某些精细食物缺乏渣滓，进食后容易引起便秘。有些小儿生活没有规律，没有按时排大便的习惯，使排便的条件反射难以养成，导致肠管肌肉松弛无力而引起便秘。此外，患有某些疾病如营养不良、佝偻病等可使肠管功能失调，腹肌软弱或麻痹，也可出现便秘症状。

婴幼儿一般每日 1～2 次大便，便质较软，若 2～3 天不排大便而其他

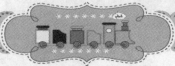
情况良好,有可能是一般的便秘。但如果出现腹胀、腹痛、呕吐等情况就不能认为是一般便秘,应及时送医院检查。幼儿每日一次大便属于正常,但有的小儿2~3天排一次大便,而且大便质软量多,也属正常。小儿发生便秘以后排出的大便又干又硬,干硬的粪便刺激肛门产生疼痛和不适感,天长日久使小儿惧怕排大便,而且不敢用力排便。这样,就使肠道里的粪便更加干燥,便秘症状更加严重。

人乳喂养的婴儿发生便秘较人工喂养儿少。出现便秘后可在人乳喂养的同时加橘子汁、糖或蜂蜜。牛乳喂养的婴儿发生便秘,可酌减牛奶总量,在牛奶内增加糖量至8%~10%,还可以加橘子汁、菠萝汁、枣汁或白菜水,以刺激肠蠕动。

目前,由于营养不良导致的便秘已经不多了,主要是营养过剩和食物搭配不当导致的便秘。很多孩子的父母一味地增加孩子的营养,让食物中的蛋白质量很高而蔬菜相对较少。当今儿童食品工业飞速发展,许多高级的儿童食品都是精细粮食制品,缺少渣滓,小儿很少吃粗纤维的食物而导致便秘。

2. 导致宝宝便秘的原因

婴儿便秘除上述最常见的原因外,还有一些少见原因,如肛周炎症、粪块硬实、肛裂等,使婴儿排便时肛门疼痛难忍,久而造成继发性便秘,这时粪便表面还会带血。此时除软化大便外还应勤换尿布,清洁肛周,医治皮炎。

另有少见的便秘原因是先天性巨结肠和甲状腺功能不全。

先天性巨结肠患儿自出生后即有大便不正常,时而数日不排便,时而排出大量稀便,腹胀严重;因多有营养不良,皮脂菲薄,腹部常见扩张的肠管蠕动;此病必须及时请医生诊治。先天性甲状腺功能不全又称克汀病或呆小症,患儿除便秘外还表现为皮肤粗糙,体温低下,少吃懒动;很少啼哭,哭则声如"老鸭叫";腹胀,面部与下肢似肿非肿,面容呆板,舌常外伸,有经验的儿科医生只要仔细检查多会考虑此病。上述两病的症状尚不明显时则要做进一步检查。此两种病虽说不可防但毕竟少见,经医生排除后可不必耿耿于怀。长期便秘者就不能单靠开塞露或食物调节,需要排除引起便秘的疾病。

3. 如何护理经常便秘的宝宝

护理发生便秘的宝宝,可用如下几种简便方法。

(1)按摩法:右手四指并拢,在宝宝的脐周按顺时针方向轻轻推揉按摩,这样不仅可以帮助排便而且有助消化。

(2)肥皂条通便法:将肥皂削成铅笔粗细、3厘米多长的肥皂条,用水润湿后插入婴儿肛门,刺激肠壁引起排便。

(3)咸萝卜条通便法:将萝卜削成铅笔粗细的条,用盐水浸泡后插入肛门,促进排便。

(4)开塞露:将开塞露注入小儿肛门,刺激肠壁引起排便。

(5)红薯粥通便食疗:红薯营养较丰富并有一定医疗价值,补血活血暖胃。《金薯传习录》记载红薯可治"痢疾下血,酒积热血,湿热黄疸,遗精淋浊,血热经乱,婴儿疳积"。红薯含碳水化合物、粗纤维、钙、磷、铁和维生素A、维生素C较多,其所含蛋白质比大米、白面为多。因此,吃红薯是食药并用。小儿大便秘结吃上几次即可好转。

原料:新鲜红薯250克,粳米60克,白糖适量。

制作:将红薯(以红皮黄心者为好)洗净,切成小块,加水与粳米同煮成稀粥,加入白糖适量,再煮沸两次即成。婴儿食用红薯可去皮下锅煮。

特点:薯甜、糖甜、粥甜,好吃,好消化。

4. 怎么判断宝宝便秘

便秘是宝宝常见的疾病之一。如何判断宝宝是否便秘了呢?

(1)宝宝不能每天排便,或者排便的量与他吃下去的食物量相差悬殊太大。

(2)宝宝吃母乳大便应该为金黄色糊状,比较稀软;混合喂养或完全人工喂养的,由于牛奶中的钙和蛋白质不能像母乳中的那样被很好地吸

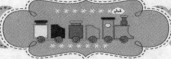
收,粪便会比较硬一些,大便的性状呈褐色或淡黄色糊状,但其中的奶瓣会比较多。

(3)添加辅食后通常粪便成形,正常的粪便应该是湿、软、表面光滑,宝宝容易排便,而且给宝宝擦拭较省纸。

5. 通过宝宝的大便了解宝宝"上火"程度

如果宝宝的身体缺水上火了,则根据排便情况了解上火程度。

(1)大便有毛刺或空洞,皮皮嚓嚓的,这是被大肠回收水分留下的空隙。

(2)大便一小节一小节地排或者吃得不少才排一点儿,好像被挤出来似的但不是很干,可是宝宝似乎排得挺费劲。

(3)开始很干,可听见便盆被砸出一声响来,但后来的还比较软。

(4)最严重的粪便像羊屎,一粒一粒地掉在便盆里咚咚作响。

6. 宝宝便秘的饮食调护

婴儿便秘的处理方法主要有饮食调养、药物治疗,以及生活习惯的培养等。

对婴儿便秘首先要寻找原因。若母乳喂养,母乳量不足所致的便秘常有体重不增、食后啼哭等。对于这种便秘,只要增加喂奶量便秘的症状即缓解。牛奶喂养的婴儿易发生便秘,这多半是因牛奶中蛋白含量过多使大便干燥坚硬,这种情况可减少奶量增加糖量。对于4个月以上的婴儿可适当增加辅食,最好将菠菜、卷心菜、青菜、芥菜等切碎,放入米粥内同煮,做成各种美味的菜粥给宝宝吃。蔬菜中所含的大量纤维素等食物残渣可以促进肠蠕动,达到通便的目的。

此外,辅食中含有大量的B族维生素等可促进肠道肌肉张力的恢复,对通便很有帮助。婴儿便秘经过以上饮食调整效果仍不佳时可给宝宝饮用蜂蜜水或将蜂蜜放入牛奶中喂养,也可吃点香蕉,短期内即能发挥润肠通便的作用。此外,蓖麻油、豆油、芝麻油亦是通便佳品,婴儿便秘时可食用。婴儿起床后喝一杯温白开水,一般在早饭前后就可排便,长期坚持可防治便秘。

　　婴儿从3～4个月起就可以训练定时排便。因进食后肠蠕动加快,常会出现便意,故一般宜选择在进食后让宝宝排便,建立起大便的条件反射就能起到事半功倍的效果。婴儿便秘经以上方法处理仍不见效的可以采用开塞露通便。家庭中可用肥皂头塞入小儿肛门内同样具有通便作用。

7. 改善宝宝便秘的简单方法

　　宝宝便秘让人焦急、烦恼。其实,一些简单有效方法就可以解决问题。

　　第一招:少量多餐。宝宝的胃容量很小,吃粗糙、大块或过量的食物很容易阻塞,出现便秘的症状。所以,宝宝吃饭应该采取少量多餐的原则,您可以给他准备一个小碗,每次盛饭的分量约为大人的1/4或1/3就可以了。这样,宝宝不会吃得过多或产生永远吃不完的感觉,有利于适量进食。

　　第二招:巧补纤维素。蔬菜和水果含有丰富的纤维素,纤维素可以刺激肠蠕动促使排大便。除了蔬菜和水果,木耳、菇类、燕麦片、海苔、海带、果干等也都含有丰富的纤维素和矿物质,可以为宝宝多选用。

　　第三招:汤汤水水疏通肠道。现介绍几个食谱:①绿豆薏仁汤。绿豆、薏苡仁富含纤维素,不但可以改善便秘的症状,还有清热退火的功效。②红枣汤。红枣具有补中益气的作用,中医学认为,红枣也有通心腹、祛邪气的功效。所以,宝宝便秘时妈妈不妨试着用红枣熬汤给宝宝喝。

　　第四招:适当运动。适当加强腹肌的活动有助于改善便秘的症状,如简单的蹲、身体往前后弯曲或转腰的动作都可以扭转腰部肌肉加速胃肠蠕动。爬一爬、滚一滚也是很好的帮助胃肠运动的活动,这些活动简单、易掌握,可以让宝宝多做一些。

　　第五招:亲子按摩。睡前帮宝宝做做按摩也可以促进肠蠕动,具体方法是:让宝宝仰着躺在床上,妈妈用右手掌根部按摩宝宝的腹部,按照顺时针的方向边揉边推。但要注意手法不要过重,每次持续 10 分钟,每日做 2~3 次即可。

第六招:按穴位。您也可以试试按下面的穴位,一般在饭后 1 小时轻按数次,对促进肠蠕动也会有所帮助。足三里穴:让宝宝坐好,在他膝盖外下方凹陷的部位下 3 寸(约三四横指)的位置就是足三里穴,连续按压该穴位 1~2 分钟。支沟穴:位于手腕背部横纹上 3 寸处,尺、桡两骨之间,连续按压该穴位 1~2 分钟。

第七招:养成良好排便习惯。宝宝腹部及骨盆腔的肌肉正在发育,排便反射功能还不成熟,还不知道有便意就应该去洗手间,所以您要经常提醒宝宝,帮助他养成每日固定排便的好习惯。您可以选择早餐后 1 小时作为宝宝固定的排便时间,让宝宝在自己的坐便器上坐上 10 分钟,如果还没有便意就让他起来,这样宝宝就会渐渐养成定时如厕的习惯。如厕前先给宝宝喝杯果汁或温蜂蜜水润润肠也有助于排便的顺畅。

第八招:注意口腔卫生。口腔卫生是很多家长容易忽略的问题,但这是造成宝宝便秘的原因之一。牙齿不好宝宝就会变得挑食、食欲缺乏,也会影响他排便的能力。所以,平时除了教育宝宝注意早晚和餐后正确刷牙外,也应定期(每 3 个月)带他到牙医诊所做检查。

特别提示:如果你的宝宝经常便秘或出现腹部剧痛、呕吐、精神不佳、尿量减少等状况,很可能是宝宝发生了其他疾病,一定要尽快带他就医诊治。

十、宝宝便血的识别与处理

1. 宝宝大便带血及黏液的原因

宝宝大便带血也是一种常见的临床症状,它往往是多种疾病的危险信号。引起宝宝便血的原因较多,如果属于外科疾病,单纯的吃药、打针等治疗往往不能奏效,需要进行手术治疗。宝宝便血常与哪些疾病有关呢?

如果宝宝的大便中带有血液及黏液,可能是以下几种情况。

(1)痢疾:包括细菌性痢疾和阿米巴痢疾。宝宝往往有发热、腹痛、大便次数增多,"里急后重"(指每次排一点点,刚排完又想拉,有肛门下坠、大便排不完的感觉),粪便中混有新鲜血液及黏液等症状。中毒性菌痢是细菌性痢疾中最凶险的一种,多见于2~7岁的宝宝,好发于夏、秋季,这种痢疾在便血开始前,即可出现中毒性休克的表现。

(2)急性坏死性肠炎:又称急性出血性肠炎,有发热、腹痛、腹胀、呕吐、烦躁及感染中毒症状,严重时可发生休克。宝宝大便次数增多并带有黏液血便,或像赤豆汤、洗肉水样,腥臭味重。血常规检查白细胞计数明显增加,常采取中西医结合综合治疗。

(3)肠套叠:多见于2岁以内、尤其是4~10个月的婴儿。这时的宝宝急需去医院就诊。

2. 宝宝的大便像柏油色的原因

如果宝宝的大便像柏油颜色,则可能是以下几种情况。

(1)消化道溃疡:宝宝的大便像柏油颜色的称黑粪,出血部位可能在胃及小肠的上段,主要见于胃溃疡或十二指肠溃疡,大便隐血试验可呈阳性。但是宝宝的溃疡与成年人不一样,便血前可能伴有上腹部不适等症状,也可能根本没有胃痛、反酸的病史,而是突然排出柏油样的黑粪,通过X线检查等可以证实诊断。消化道溃疡引起的血便,通常可用药物治疗予以控制。

(2)梅克尔憩室:一种名为"梅克尔憩室"的先天性肠道畸形疾病也会出现暗红色血便。梅克尔憩室大多位于回肠末端,以幼年男童多见。憩室通常可无症状,但若有并发症发生,往往比较严重,血便就是幼儿期憩室的常见症状之一。梅克尔憩室引起的血便表现往往多样化,起初量不多,颜色暗红,不伴有腹痛;也可能突然大量血便,先黑后红,伴有呕吐及腹痛。梅克尔憩室一经确诊,应尽快采用手术治疗。

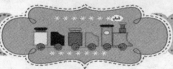

3. 宝宝大便排完时滴出新鲜血液的原因

如果宝宝大便排完时滴出新鲜血液,就有可能是以下几种情况。

(1)直肠息肉:这是宝宝便血中最常见的原因,多见于3～6岁的宝宝。宝宝往往在排便结束时出现鲜血,血量小,也不痛,不与粪便混杂在一起。

息肉多长在肠腔内黏膜上,像一个带蒂的肉疙瘩,通常大小像蚕豆或黄豆。有经验的医生在直肠指检时常可触及息肉。若息肉继发感染,则可出现黏液脓血便。息肉的治疗可采取通过乙状结肠镜摘除或电灼等方法。

(2)肛裂、便秘:肛裂和便秘常"结伴"而行。肛裂即肛门口边缘裂伤,宝宝大便干硬,有少量点滴鲜血,同时伴有排便痛。肛裂宝宝平时应注意保持肛门区的清洁,多吃一些易消化及有润滑大便功能的食物。

如果宝宝有便秘,干硬的大便经过肛门时容易将肠黏膜磨破而导致出血。便秘的宝宝排便时出血,但不痛血色鲜红,便后出血自行停止。预防便秘的方法是平时多吃一些蔬菜和水果以增加大便中纤维素的含量,并让宝宝养成定时排便的习惯。

(3)其他:有时候宝宝出鼻血时血液流入后鼻孔、然后被宝宝吞入胃中,或宝宝服用某些药物、食品,如补血的铁剂、动物血制品等,也可能使大便呈现黑色。此时,家长要仔细辨别,并在就诊时及时和医生沟通。

宝宝便血的原因很多,无论家长还是医生都应提高警惕,及时处理。特别是有手术指征的外科性便血,更应及时治疗,切莫贻误时机。

十一、宝宝肚子痛怎么办

1. 宝宝腹痛一定要及早重视

小儿突然腹痛是临床经常见到的情况。引起急性腹痛的常见病有多种,起病急、进展快。婴幼儿不会用言语准确表达,所以给疾病的诊断带来一定困难。某些疾病一旦发病即应手术;而有些病在早期可以保守治疗,晚期则需手术切除部分病灶才能治愈;还有些腹痛是通过药物治疗即可好转。故而不能随便给宝宝吃镇痛药以免掩盖病情。应通过小儿的各种异常表现来估计引起腹痛的原因,及时做相应处理,减少宝宝的痛苦及不必要的损失。

2. 蛔虫症导致的腹痛特点

此病患儿多有进食不讲卫生的习惯,饭前便后不洗手,生吃水果冲洗不够甚至不洗,表现为平时虽吃饭正常但仍很消瘦。当环境改变或小儿发热、腹泻、饥饿及吃刺激性食物时突然腹痛,宝宝哭叫打滚、屈体弯腰、出冷汗、面色苍白,腹痛以肚脐周围为重。常伴有呕吐,甚至可吐出蛔虫。有时能自行缓解,腹痛消失,小儿显得疲惫,完全恢复后照常玩耍。每次疼痛发作数分钟,这种疼痛可能不是每天发作,也可每天发作数次。

给适当的驱虫药物如驱虫净,按2.5~3毫克/千克体重给药,最大量不超过150毫克/次,睡前一次顿服;或阿苯达唑(肠虫清),按说明服药。当出现便秘或不排便、腹胀、腹部摸到条索状包块时可能发生了蛔虫性肠梗阻,应到医院进行输液及灌肠等驱虫治疗。

3. 急性阑尾炎导致的腹痛特点

小儿各年龄均可以得此病而且比较常见。起病较急,腹痛以右下腹为重,用手按小儿右下腹时会加剧宝宝的哭闹,常伴有恶心及呕吐,然后出现发热,体温可高达39℃左右。此时需到医院进行治疗,因小儿阑尾炎的发展较快,时间稍长阑尾穿孔有造成化脓性腹膜炎的可能,危及小儿生命。

4. 宝宝肠套叠导致的腹痛特点

肠套叠多发生于2岁以内的婴幼儿。其病变所在为肠管的一部分套

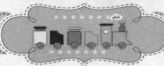

入到邻近的一部分肠腔内,所以腹痛时可以在腹部触到一固定性包块,压痛明显,腹痛发作后不久就会呕吐,尤以在发病后2～12小时出现暗红色果酱样大便为特征,有时呈深红色血水样大便。如早期发现并到医院进行充气复位则可免除手术治疗套入部分的肠管。

5. 宝宝嵌顿疝导致的腹痛特点

小儿疝气以脐疝和腹股沟疝为多见。脐疝发生嵌顿的机会很少,多数由于腹股沟疝发生嵌顿造成腹痛。小儿在发病前都有可复性疝气存在,即在小儿站立或用力排便时腹股沟内侧出现一肿物或仅表现为一侧阴囊增大,平卧时消失,即使不消失也可用手慢慢还纳。一旦不能送还,肿物不消失且出现腹痛,宝宝阵发性哭闹,腹胀和呕吐,时间长了肿物表面皮肤肿胀、发热,压痛明显,则是发生了嵌顿疝,必须及时送医院治疗。

6. 宝宝肠痉挛导致的腹痛特点

肠痉挛是由于肠壁肌肉强烈收缩引起的阵发性腹痛,为小儿急性腹痛中最常见的情况。其发生的原因与多种因素有关,如受凉、暴食、大量冷食、婴儿喂乳过多等。本病属于单纯的功能性变化,非器质性病损,预后较好,多数可自愈。表现为健康小儿突然发生阵发性腹痛,每次发作数分钟至10分钟,时痛时止,反复发作,腹痛可轻可重,严重的持久哭叫、翻滚,腹部稍硬,间歇时全腹柔软,可伴有呕吐,吐后精神尚好。若给口服适量的颠茄酊0.03～0.06毫升/次能很快缓解。

7. 细菌性痢疾导致的腹痛特点

本病以夏、秋两季多发。常起病急骤,先有发热达39℃甚至更高,大便次数增多,腹泻前常阵发性腹痛,肚子里"咕噜"声增多,但腹胀不明显。患儿脱水严重,皮肤弹性差,全身乏力,应到医院治疗为宜。

8. 简单方法缓解宝宝腹痛

网友询问:有什么简单的方法可以缓解宝宝的腹痛?

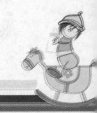

我的回答:给孩子喝一点儿淡茶水来让他的肚子感觉舒服一些。在这方面,甘菊花茶是最好的选择,因为甘菊花茶里含有抗菌的成分。如果孩子不停打嗝可以给他喝少量的碳酸氢钠(小苏打)水或者汽水。这些饮料用来产生气泡,可以缓解打嗝。

　　同时,一定要仔细观察,如果孩子肚子不舒服的同时还伴有其他症状,如发热、呕吐、腹泻或者便秘,就需要马上带他去医院。这些情况有可能只是普通的胃病,但也可能非常严重,比如肠梗阻。

十二、宝宝患湿疹怎么办

1. 什么是婴儿湿疹

　　婴儿湿疹因发生在宝宝喝奶的时期,且有些宝宝一喝奶湿疹就加重,所以俗称"奶癣",但此"奶癣"并不是人们想象的"癣",如果用治"癣"药来治疗婴儿湿疹,病情会加重的。

　　婴儿湿疹是婴儿时期常见的一种皮肤病,属于变态反应性(或称为过敏性)疾病,是发生在婴儿头面部的急性或亚急性湿疹。一般情况下,湿疹可以在短期内治愈。顽固者常有奇痒难忍,久治不愈,到2岁以后大多数可以自愈,但少数可以延伸到幼儿或儿童期,常常影响孩子的身心健康。

　　婴儿湿疹最早见于1～3个月婴儿,初生儿湿疹又称为新生儿湿疹。有婴儿湿疹的孩子以后容易发生其他过敏性疾病,如哮喘、过敏性鼻炎、过敏性结膜炎等。

2. 宝宝为什么会得湿疹

　　婴儿湿疹是一种常见的、多发的、反复发作的皮肤炎症。其起因多与遗传和外界诱因有关。

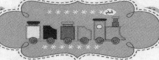

(1)直接病因:引起宝宝湿疹病因是复杂的,其中过敏因素是最主要的,所以有过敏体质家族史(如父亲、母亲、祖父、祖母、外祖父、外祖母、兄弟姐妹等家庭成员有过湿疹、过敏性鼻炎、过敏性皮炎、过敏性结膜炎、哮喘、食物过敏和药物过敏等)的宝宝就容易发生湿疹。如果孩子的父母均是过敏体质,那么孩子有70%的可能是过敏体质;如果父母中的一方属于过敏体质,孩子仍有50%成为过敏体质的可能性。

(2)诱发因素:发生了湿疹的宝宝,许多物质又会诱发或加重湿疹症状,如食物中蛋白质,尤其是鱼、虾、蛋类及牛奶,接触化学物品(护肤品、洗浴用品、清洁剂等)、毛制品、化纤物品、植物(各种植物花粉)、动物皮革及羽毛、发生感染(病毒感染、细菌感染等)、日光照射、环境温度高或穿着太厚等都可以刺激宝宝的湿疹反复发生或加重。有一种特殊类型的小儿湿疹,常发生在孩子的肛门周围,常伴有蛲虫感染,称为蛲虫湿疹。

婴儿内因:婴儿容易发生湿疹还有本身的因素,是因为婴儿的皮肤角质层比较薄,毛细血管丰富而且内皮含水及氯化物比较多,对各种刺激因素较敏感,所以叫婴儿湿疹。

3. 婴儿湿疹的症状

婴儿湿疹的病变大多发生在面颊、额部、眉间和头部,严重时躯干四肢也有。初期仅见面颊痱子样皮疹或有水疱样疹(医学上称丘疹、疱疹),分布密集,随后融合成片状红斑。湿疹常为对称性分布。根据临床表现分为干燥型、脂溢型和渗出型。

(1)干燥型:湿疹表现为红色丘疹,可有皮肤红肿,丘疹上有糠皮样脱屑和干性结痂现象。宝宝会觉得很痒,擦之皮肤颜色变得樱红甚至脱屑。多发生于先天不足,后天失养或早产,人工喂养等婴儿。

(2)脂溢型:湿疹表现为皮肤潮红,小斑丘疹上渗出淡黄色脂性液体,以后结成较厚的黄色痂皮,不易除去。以头顶、眉际、鼻旁、耳后多见,但痒感不太明显。

(3)渗出型:红色皮疹间有水疱和红斑,可有皮肤组织肿胀现象,也是很痒。挠抓后有黄色浆液渗出或出血,皮疹可向躯干、四肢及全身蔓延,并容易继发皮肤感染。严重者连成片,颜面部除两眼外,几乎健康的皮肤均可出现,肤色鲜红灼热,有腥气,多见于肥胖、食用过量的糖、过量的蛋白质、渗出体质的婴儿。

无论哪种类型均有瘙痒,哭闹少寐,日久饮食减少、消化不良,腹泻、哮喘等病反复发生,甚至影响生长发育。

4. 婴儿湿疹的中医疗法

中医学认为,婴儿湿疹是湿热之邪侵犯宝宝机体所造成的疾病。内治宜养血祛风,清热解毒,佐以利湿。这里有一些验方可以作为参考。

验方一

组成:生何首乌 15 克,徐长卿 6 克,蝉蜕 6 克,金银花 6 克,野菊花 6 克,苦参 6 克,生甘草 5 克,地肤子 6 克,白鲜皮 6 克,生薏苡仁 6 克,茯苓皮 6 克,苍术 3 克,茵陈 6 克,黄芩 6 克。

用法:水煎服,每日 1 剂。喂奶的婴儿由母亲服用,经过乳汁便可得到治疗;已断奶的婴儿,可每日 3～4 次,少量频服。治疗 7～14 天,可好转。适当配合外洗药也有一定的疗效。可用金银花 10 克,野菊花 10 克,蛇床子 10 克,生甘草 6 克。干性湿疹可洗患处,每日 2～3 次;湿性湿疹外洗后再涂黄柏软膏(黄柏粉 3 克,煅石膏粉 9 克,枯矾 4.5 克,青黛 3 克,加菜油适量调和),每日3～4 次外用。

功用:利湿解毒,消疹止痒。主治婴儿湿疹。

验方二

组成:云茯苓皮 4 克,川萆薢 4 克,土茯苓 4 克,白术 2 克,枳壳 2 克,地肤子 2 克,春砂仁 2 克。

用法:水煎服,每日 1 剂。

功用:利湿清热为主,且可健脾。主治婴儿湿疹湿热型。

验方三

组成:蛇床子 15 克,白鲜皮 15 克,苍术 15 克,苦参 15 克,大黄 15 克,黄柏 15 克,地肤子 15 克。

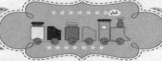

用法:水煎取滤液待温凉后清洗患处。每日1剂,早、中、晚各清洗1次。此为2~3岁患儿用量,1岁以下患儿减量1/3。

功用:解毒祛湿,消疹退斑。主治婴幼儿湿疹,症见前额、面部布满丘疹样湿疹,有黄色分泌物渗出,或全身散见,指纹紫红,舌润苔薄白。

验方四

组成:①内服方。野菊花6克,金银花6克,车前草9克,生甘草5克,地肤子9克,白鲜皮6克,薏苡仁9克,茯苓皮9克,苍术6克,川黄柏4克,生何首乌9克,干蟾皮4克。水煎服,每日1剂。②外洗湿敷方。蛇床子9克,金银花9克,野菊花9克,生甘草6克。煎水外洗或湿敷局部,每日2~3次,每次约10分钟。

功用:清热解毒,利湿抗敏。主治婴儿湿疹,头面部为甚,以水疱、糜烂、渗液为著,瘙痒不宁。

5. 宝宝湿疹的护理

(1)喂养方面:母乳喂养可以减轻湿疹的程度。蛋白类辅食应该晚一些添加,如鸡蛋、鱼、虾类,一般宝宝从4个月开始逐渐添加,而有湿疹的宝宝,建议晚1~2个月添加,且添加的速度要慢。宝宝的饮食尽可能是新鲜的,避免让宝宝吃含气、含色素、含防腐剂或稳定剂、含膨化剂等的食品。如果已经发现因食用某种食物出现湿疹,则应尽量避免再次进食这些食物。有牛奶过敏的宝宝,可用豆浆、羊奶等代替牛奶喂养。对鸡蛋过敏的宝宝可单吃蛋黄。人工喂养的宝宝患湿疹,可以把牛奶煮沸几分钟以降低过敏性。宝宝食物以清淡饮食为好,应该少些盐分,以免体内积液太多而引发湿疹。

(2)衣物方面:贴身的衣服是棉质的,所有的衣服领子最好是棉质的,避免化纤、羊毛制品的刺激。衣服穿得要略偏凉,衣着应较宽松、轻软,过热、出汗都会引起湿疹加重。床上被褥最好是棉质的,衣物、枕头、被褥等要经常更换,保持干爽。让宝宝避免接触羽毛、兽毛、花粉、化纤等过敏物质。衣被不宜用丝、毛及化纤等制品。每日更换枕巾,不要让湿疹感染,接触面部的被子部分可缝上棉布作被头,并且每日勤换。

(3)洗浴护肤方面:用温水洗浴最好,避免用去脂性强的碱性洗浴用品,选择偏酸性的洗浴用品,保持皮肤清洁。如果认为宝宝有湿疹就应少洗脸、洗澡,那就错了,因为皮肤不清洁会增加继发感染的机会。

①患有间擦疹的宝宝,要特别注意清洗皮肤的皱褶间。洗澡时,沐浴剂必须冲净。洗完后,抹干宝宝身上的水分,再涂上非油性的润肤膏,以免妨碍皮肤的正常呼吸。

②宝宝的头发亦要每日清洗,若已经患上脂溢性皮炎,仔细清洗头部便可除去疮痂。如果疮痂已变硬粘住头部,则可先在患处涂上橄榄油,过一会儿再洗。

③护肤用品选择低敏或抗敏制剂护肤,并且最好进行皮肤敏感性测定,以了解皮肤对所用护肤用品的反应情况,及时预防过敏的发生。

(4)环境方面

①室温不宜过高,否则会使湿疹痒感加重。

②环境中要最大限度地减少过敏源,以降低刺激引起的过敏反应。

③家里不养宠物,如鸟、猫、狗等。

④室内要通风,不要在室内吸烟,室内不要放地毯。

⑤打扫卫生最好是湿擦,避免扬尘,或用吸尘器处理家里灰尘多的地方,如窗帘、框架等物品上。

(5)睡眠方面:保持宝宝大便通畅,睡眠充足。睡觉前为宝宝进行节奏性肢体运动 20 分钟左右,既可以增加机体抗过敏能力,又有利于胃肠功能和提高宝宝睡眠质量。

6. 尿布疹的表现

尿布疹是婴儿最常见的皮肤问题,是婴儿臀部的一种炎症。表现为臀红、皮肤上有红色斑点状疹子,甚至溃烂流水。孩子爱哭闹,表现不安、烦躁、睡不踏实。

尿布疹是如何产生的呢?①夜间长时间没有更换尿布。②尿液刺激皮肤,皮肤发红。③发红部位产生小丘疹,形成小水疱。④整个屁股都会泛红;甚至发炎、脱皮。⑤稍微摩擦便会有脱皮破损现象。

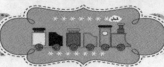
另一种情形是过敏性的接触性皮炎,主要是幼儿对尿布的材料过敏,只要更换无过敏物质品牌的尿布就可改善了。

7. 及时为宝宝更换尿布

要想预防宝宝的尿布疹,最重要的就是要及时为宝宝更换尿布。

(1)换尿布的正确方法:用左手轻轻抓住孩子的两只脚,主要是抓牢脚腕,把两腿轻轻抬起,使臀部离开尿布,右手把尿布撤下来,垫上摆好的干净尿布,然后扎好。

(2)换尿布的频率:从原则上讲,只要纸尿裤湿了或脏了就应当更换,但妈妈不能对宝贝随时进行"实时监控",有时无法确知宝贝何时会有"情况"(尤其是小宝宝),这时需要特别关注以下几点:①0~3个月,每24小时需要换多达10次尿布。如果选择使用布尿布,更换的次数就要更多,因为布尿布没有一次性尿布那么好的吸水性。②3个月以上,需要更换尿布的次数就会减少了。通常是在下面这些时候需要更换尿布:在每次喂奶之前或者之后;在每次大便之后;在睡觉之前;当宝贝醒来时;当带宝贝外出时。

8. 正确清洗宝宝尿布的方法

许多年轻的爸爸妈妈愿意给新生婴儿用纸尿裤,但是有些新生儿会不适应纸尿裤,屁股容易起尿布疹,因而传统的布尿布一时无法完全淘汰。传统尿布往往需要重复使用,清洗时一定要彻底、晾晒干透再用。

清洗宝宝的尿布注意以下步骤。

第一步:每次换下来的尿布应存放在固定的盆里或者桶中,不要随地乱扔。

第二步:只有尿液的尿布可以先用清水漂洗干净后,再用沸水烫一下。如果尿布上有粪便,先用专用刷子将它去除,然后放进清水中,用中性的肥皂进行清洗,再用清水多冲洗几遍。

第三步:为了保持尿布的清洁柔软,所有的尿布洗净后都应用沸水浸泡消毒。

第四步：尿布最好能在日光照射下好好地晒一晒，达到杀菌的目的。但天气不好时可在室内晾干或用熨斗熨干，也可以达到消毒的目的，又可以去掉湿气，宝宝使用后会感到舒服。洗尿布时不要添加衣物柔软剂，柔软剂会降低尿布的吸水性。如果觉得尿布发硬，用手搓搓就会变软。及时淘汰变硬、吸水性差的尿布。

第五步：洗干净的尿布要叠放整齐，按种类放在一起，随时备用。也要注意防尘和防潮。

9. 使用宝宝专用护肤品

为宝宝选择专用的护肤品一样可以预防尿布疹。

一些护肤用品，比如爽身粉、油膏只能起到预防的作用。目前市场上婴儿柔湿巾挺好，它可以在清洁的同时滋润肌肤，在小屁股上留下滋润的保护膜，即使多次擦拭也不用担心破坏皮肤上的天然皮脂，这样就减少了外界刺激对小屁股的伤害，降低了"红屁屁"发生的可能。柔湿巾里特别添加的抗菌成分能有效杀灭引发尿布疹的细菌，令宝宝不再有红屁股的烦恼。宝宝护臀产品选用原则如下。

（1）必须使用婴儿专用产品，不能以成年人用品代替：选购湿纸巾时一定要选不含酒精的，以免刺激宝宝的皮肤；选购的油膏一定要是油质，不含香料，不含类固醇，对皮炎、皮肤糜烂有消炎作用。

（2）谨防过敏：小宝宝皮肤的屏障功能还没有发育完善，极易过敏。因此，对于宝宝没有用过的护理用品，妈妈应先在宝宝局部皮肤上试用几天，观察宝宝是否过敏，千万不要同时使用几种产品，否则当宝宝出现过敏症状时很难弄清楚是哪种护理用品惹得祸。

（3）适量使用而不是越多越好：有些父母认为多抹一些润肤品，宝宝的皮肤就多一分保护。其实，过量的润肤品会在不知不觉中伤害宝宝的皮肤，甚至诱发湿疹等皮肤疾病。

10. 尿布疹解决方法集锦

尿布疹是宝宝常见的皮肤问题，让很多新妈妈头痛。下面一起看一

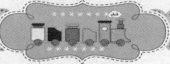

看几位有经验的妈妈们是如何处理尿布疹吧!

(1)用电吹风解决尿布疹:保持尿布部位的皮肤干燥能促进复原,但若用毛巾或纸巾擦干可能刺激宝宝敏感的皮肤。怎么办呢?用吹风机,将温度设定在低温处,吹干宝宝包尿布的部位;吹干后涂点氧化锌软膏。

(2)选择有尿湿显示的纸尿裤:儿子有一次得了尿布疹,拖了半个月才好。后来我再买尿裤时就选择有尿湿显示的纸尿裤。只要儿子尿湿了,纸尿裤上的图案就化了,如果尿湿得多就会有一大片没有图案了,我只需看图案就知道宝宝是不是该换尿裤了,不用每次都用手摸。

(3)用花椒油治宝宝的红屁屁:女儿生下来没多久就一连拉了好几天肚子,结果小屁屁红红的,女儿也总是哭。后来试了一个杂志介绍的方法:把花生油倒在锅里烧热,然后放几粒花椒炸糊,等油晾凉后,取出花椒,将油倒在一个用沸水烫过并晾干的瓶子里。宝宝每次清洗完屁屁后,晾干小屁屁,就用棉签蘸些油涂上。这个办法很有效,两天后宝宝的小屁屁就不红了。

(4)白天用棉质尿布,晚上用纸尿裤:女儿的皮肤属于敏感型的,非常容易过敏。于是我们白天选用的是棉质尿布,晚上选用的是纸尿裤,这样白天女儿的屁屁能透气,一湿就换,不会沤着宝宝的小屁屁;晚上一片纸尿裤能安睡到天亮。如此一来,不仅让我节省了一笔不小的尿裤开支,还让我家宝宝的小屁屁免受尿布疹的骚扰。

(5)得尿布疹之前就用护臀霜:每次更换尿布时都使用护臀霜就不容易得尿布疹。虽然护臀霜的价格不低,但它能有效地预防尿布疹,减少宝宝的痛苦。实际上,市售护臀霜的主要功能是预防而不是治疗尿布疹,当然应该是日常使用的。

(6)喝小红莓汁:因为尿液及粪便混在尿布内,高的 pH 值刺激皮肤产生尿布疹。所以,我每天给儿子喝一小杯自己榨的小红莓汁,这样使尿液带酸性,以帮助降低 pH 值及减轻皮肤的不适。

11. 婴儿湿疹用药有方

婴儿湿疹,中医称"奶癣"。发生在面部可见对称分布的红斑、丘疱疹,有的糜烂、渗液,伴有剧痒,严重时可发展至全身。由于用激素类软膏涂抹能很快止痒,所以有的家长只要看到孩子皮肤有红斑、皮疹,就会像抹雪花膏一样,在患处涂抹上这类软膏。殊不知,如此使用激素类软膏虽可暂时见效,但停药后容易复发,而且长期涂用,非但不能根治,反而会加重病情,甚至出现皮肤粗糙、萎缩、色素沉着、毛细血管扩张、毛发增多等不良反应。孩子一张好端端的脸蛋可能会被激素软膏毁损。因此,治疗婴儿湿疹切忌千篇一律,"因病制宜"才能避免外用药对皮肤的过度损害。

(1)患儿仅有红斑、水肿、丘疹,而无糜烂、渗液,可选用1%炉甘石洗剂和含低、中效激素的来可得乳膏(尤卓尔)交替外搽,每3～4小时搽1次。

(2)发生糜烂、渗液时,应停止使用上述药物,改用3%硼酸水连续冷湿敷。可用4～6层干净纱布或新的口罩浸湿稍拧干,紧贴糜烂、渗液处,每2～3小时用硼酸药水淋1次,一直保持纱布湿润。每天换1次纱布,直至糜烂、渗液明显减少或消失。创面较干燥后,再改用来可得乳膏或氧化锌油加黄连、生地榆散(等量)外搽,每日2次,均匀轻搽患处。出现红斑并有少量糜烂、渗液、结痂时,可选用氧化锌油30克加来可得乳膏混匀外搽,每日2次,薄薄涂上即可。也可用低、中效激素的派瑞桦霜,一般涂搽三四天后再改用氧化锌油加黄连、生地榆散(等量)外搽,每日2次,均匀轻搽患处,勿清洗。

(3)瘙痒剧烈时可选用苯海拉明口服,按每日每千克体重1～2毫克计算,分2～3次服用。湿疹泛发全身且上述多种治疗效果不明显者,可在专科医生指导下适当短期服用糖皮质激素、苯海拉明糖浆或盐酸异丙嗪(非那更糖浆)、维生素C、钙剂等,待病情控制后酌情减量或撤除。

伴发化脓感染时应及时就诊,接受进一步治疗。

12. 治疗湿疹时的注意事项

(1)尽可能避免各种诱发因素,如少食鱼、虾、牛奶等,避免花粉、尘螨等吸入,发病时避免晒太阳。

(2)一般不选用高效和含氟类的糖皮质激素,如氟轻松、地塞米松等,尤其是面部湿疹;如病情需要连续使用激素类制剂,一般不应超过1周,或逐渐减少用药次数,如每日或隔日1次,甚至3日1次。

(3)湿敷时面积不要过大,可分批、分期湿敷,先敷糜烂、渗液严重的部位,其他部位则用氧化锌油与来可得乳膏混合外搽。在寒冷季节要避免患儿受寒。

十三、宝宝佝偻病的防治

1. 什么是佝偻病

佝偻病也称"软骨病",是婴幼儿期常见的一种营养缺乏病。因体内维生素 D 不足引起全身钙、磷代谢障碍和骨骼改变。

佝偻病患儿早期出现神经症状,如易被激惹、夜眠不安、惊叫哭闹和多汗等。骨骼改变可见颅骨软化、囟门加大或闭合延迟,继之出现方颅、鞍形颅,肋串珠,腕部膨大呈"佝偻病手镯"。严重的出现鸡胸、脊柱弯曲、学步落后。由于骨质软化,使下肢变成"O"形腿、"X"形腿,留下永久性后遗症。

2. 佝偻病的危害

宝宝发生佝偻病后,早期表现为多汗、好哭、睡眠不沉、易惊,由于头部的多汗而使头部发痒,宝宝常摇头而致头枕部秃发。以上表现只能提示家长宝宝有佝偻病的可能,需带宝宝到医院进一步检查,切不可随便给宝宝补充大量维生素 D 以防止维生素 D 中毒。如病情进一步发展可见宝宝的肌肉松弛无力,特别是腹壁及肠壁肌肉的松弛,可引起宝宝肠胀气,而致腹部膨隆犹如蛙腹。

佝偻病患儿最主要的变化是骨骼病变表现的症状,这是佝偻病的特征表现。6 个月以内的宝宝用手指轻压其枕骨或顶骨,犹如乒乓球有弹性感;8～9 个月的宝宝头颅呈方形,前囟门也偏大,至 18 个月前囟门尚不能闭合。在 1 岁左右的宝宝胸部则可见到肋骨与肋软骨交界处膨大如珠,称为肋串珠;并可出现胸廓畸形,如胸骨前凸呈"鸡胸"和肋缘的外翻。由于四肢和背部肌肉的无力,宝宝的坐、立和走路都晚于健康的宝宝且容易跌跤,到了 1 岁以后会走路,可出现两下肢向内或向外弯曲的畸形,呈"O"形腿或"X"形腿。此外,宝宝出牙延迟且容易发生蛀牙。

3. 宝宝患佝偻病怎么办

(1)维生素 D 是治疗佝偻病的有效药物:一般患儿给予口服维生素 D 丸就可以了,对不能口服或是有腹泻的宝宝可在医生指导下注射维生素 D,同时加用钙剂。同时,让宝宝多晒太阳,小婴儿继续母乳喂养,及时添加辅食,合理喂养;为防止畸形不要让宝宝久站久坐,不让宝宝过早行走。

(2)日光浴方法:日光中有红外线、紫外线,照到皮肤上可产生维生素 D,有防治佝偻病之功效,还可促进血液循环,刺激骨髓造血,并有杀菌、消毒的作用。在阳光充足的晴天小儿应进行日光浴,夏秋季在上午 8 时至下午 5 时,冬春季可在上午 9 时至下午 3 时。开始从 3 分钟逐渐增到 10～15 分钟,随小儿年龄增长户外活动应保证每日 1～2 小时及以上。

日光浴时小儿宜少穿衣服,多暴露皮肤。要注意保护小儿头部和眼睛,戴凉帽,避开日光直接刺激。可间断到树阴下活动,以免在炎热夏季中暑。

空腹和饭后 1～1.5 小时不可进行日光浴,日光浴后休息 30 分钟方可进食。

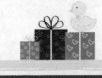

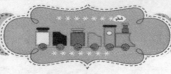

4. 宝宝枕秃不一定是佝偻病

宝宝后脑勺一圈没有头发(医学术语叫枕秃)是不是缺钙(佝偻病的俗称)？枕秃是佝偻病的症状之一,但有枕秃的宝宝不一定就是患了佝偻病。

佝偻病多发生于2～3岁前的宝宝,其症状主要有神经精神和骨骼两方面的变化。患病早期骨骼变化不明显会出现一系列精神症状,如不活泼、爱发脾气、磨人、睡眠不安易惊醒、与环境因素无关的多汗、在多汗的基础上出现枕秃。然后逐渐出现骨骼症状,如头部有颅骨软化、方颅,前囟闭合晚(正常在12～18个月闭合)等;胸部可有肋骨串珠、郝氏沟、鸡胸;下肢可见罗圈腿(O形腿)、X形腿等;脊柱可出现后弯、侧弯等。但这些症状的诊断应结合年龄、环境、检查的姿势等因素考虑。多汗要排除环境或遗传因素,佝偻病患儿的多汗是与环境因素无关的,并非气候炎热或穿盖过多造成。有的宝宝在刚入睡后常常全身大汗淋漓,过一段时间即汗液消退不再出汗,这叫生理性多汗,不是病态。枕头被汗液浸湿,宝宝感到不适就左右摇晃头部,把枕部头发磨掉而发生枕秃;同时,枕头稍硬也容易发生枕秃。所以,不要看到宝宝有某些症状就轻易认为是佝偻病而随便用药。

5. 维生素D中毒是怎么回事

(1)维生素D中毒原因:①短期内多次给予大剂量维生素D治疗佝偻病。②维生素D预防剂量过大,每日摄入量过多。③误将其他骨骼疾病诊断为佝偻病而长期予以大剂量维生素D治疗。一般小儿每日服用2万～5万单位,或每日2 000单位/千克体重,连续数周或数月即可发生中毒,敏感小儿每日仅服用4 000单位、连续1～3个月即可中毒。

(2)危害:当机体摄入大量维生素D时,钙盐沉积于肾脏可产生肾小管坏死和肾钙化,钙盐沉积于肺可损坏呼吸道上皮细胞引起溃疡或形成钙化灶。

(3)表现:早期症状为厌食、恶心、倦怠、烦躁不安、低热、呕吐、顽固性便秘和体重下降;重症可出现惊厥、血压升高、心律失常、尿频、夜尿等。尿中出现蛋白、红细胞、管型等改变,随即发生慢性肾功能不全。血钙常升高>3毫摩/升(12毫克/分升),X线有干骺端钙化带增宽、骨致密、骨干皮质增厚,严重时心、脑、肾、皮肤等有钙化灶。

(4)处理:疑为本病时应立即停止服用维生素D,如血钙过高,应限制摄入钙盐并加速其排泄。可用呋塞米静脉注射。口服泼尼松可抑制肠腔内钙的吸收,一般1～2周后血钙可降至正常。重者可用降钙素肌内注射。

十四、宝宝冻疮的防治

1. 宝宝为什么会发生冻疮

冻疮发生于寒冷的时候,是冬天常常在户外玩耍或到户外没有注意做防寒防护的宝宝容易发生的一种皮肤病。当身体较长时间处于低温和潮湿刺激时就会使体表的血管发生痉挛,血液流量因此减少,造成组织缺血缺氧,细胞受到损伤,尤其是肢体远端血液循环较差的部位,如脚趾。

提示:冻疮的发生不仅仅只由受寒的时间长及潮湿所致,如果体质弱,患有贫血、内分泌障碍、慢性感染等疾病,身体末梢血液循环不良均可使身体的耐寒能力差,很容易在寒冷时发生冻伤。

2. 冻疮有什么样的表现

冻疮主要发生于肢体远端血液循环不良的部位,如手指、手背、脚趾、脚跟、脚边缘、脚背、耳轮、耳垂、面颊。被冻伤的部位一开始充血发红形成暗红色的斑,并伴有肿胀、疼痛、发痒,尤其是一遇热时又痒又胀十分不舒服;如果未能及时控制病变,暗红色的斑逐渐变暗紫色,肿胀更

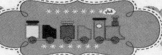

为明显,严重者会出现水疱。水疱可能会破溃形成溃疡面,这时疼痛加重。通常冻疮愈合得很慢,一直等到天气暖和时才能好转。

3. 冻疮的预防与治疗

当宝宝要去户外时一定要注意给宝宝的保暖是否得当。衣服是否防寒,特别是经常暴露的部位可适当的涂抹护肤油以保护皮肤。寒冷的时候勿让宝宝在户外玩耍时间过长,也不要玩久坐不动的游戏。经常按摩手、脚、面部、耳朵。年龄越小及体质虚弱宝宝更要加以注意。衣服要宽松,最好是蓬松的棉服或羽绒服;穿全棉的鞋但一定不要太小否则将会影响脚部的血液循环而易发生冻伤;袜子要吸汗并及时更换以免因潮湿冻伤脚。多给宝宝进高热能的食物以增加耐寒力。

对于在前一个冬天患过冻疮的宝宝,更易再次出现冻疮,应注意预防。

在冬天到来之前采取以下措施。

(1)夏季里,把大蒜捣烂成泥晒热后,经常搽患冻疮的部位,这就是所谓的"冬病夏治"。

(2)用紫外线照射曾经被冻伤的部位,每隔 10 日 1 次,每次半小时。

(3)用茄子干煎汤浸泡容易发生冻疮的部位,经过多次浸洗也可达到防止冻疮发生及复发的作用。

(4)治疗宝宝冻疮要及时,没有破溃时在红肿疼痛处涂抹冻疮软膏或维生素 E 软膏,也可请中医开一些草药煎洗。当有水疱和水疱破溃形成溃疡面时最好请医生处理,以免处理不当加重病变而出现并发症。

十五、宝宝外伤怎样处理

1. 宝宝烧伤烫伤的简单护理

宝宝烧伤烫伤是不是一定要马上去医院呢?比较严重的Ⅱ度或Ⅲ

度烫伤(即皮肤已经出现水疱),必须立刻带孩子就医。但是普通的Ⅰ度烫伤(包括轻微晒伤)可以用浸过凉水的纱布敷在伤处。

在烫伤24小时之后就可以在伤处轻轻涂抹一些芦荟油,也可以挤出新鲜芦荟叶的汁液使用。其除了有杀菌的功效,芦荟油还可以加速细胞生长,促进伤处愈合。为什么要等24小时才能使用呢?这是因为等待伤处的肿胀有所缓解后再使用芦荟,以减少对皮肤的刺激。

需要注意的是避免使用某些芦荟制品,这些东西通常没有什么真材实料,影响治疗的效果。

2. 宝宝割伤怎么办

在蹦蹦跳跳的童年,几乎所有孩子都遇到过小的割伤或者是划伤。处置这样的伤口,首先要做的是用温的肥皂水或清水清洁受伤的部位。然后找一个洋葱,剥下薄薄的葱皮敷在伤处并轻轻按压。洋葱皮有类似凝血剂的功效,可以帮助止血。等血止住了就可以把洋葱皮取下,将伤口包扎好。

3. 宝宝流鼻血的处理方法

流鼻血也是宝宝日常生活中经常出现的问题,家长又该如何护理呢?

让孩子将头向前倾,然后用你的手指捏住他的鼻孔并稍稍用力,将这种压力保持10分钟左右。按捏流血的鼻孔实际上是在对破裂的血管施加压力,有助于止血。

记住不要让孩子头朝后仰,这样做可能使他们吞咽流出的血,从而导致呕吐;也不要往孩子的鼻孔里塞纸巾和棉球。也许你看到过五官科医生这么做。但不要忘了,医生有各种办法和工具将塞进去的纸巾和棉球取出来,你有吗?

4. 防止宝宝发生意外伤害的措施

下面重点介绍如何多方面保护宝宝,使宝宝远离意外伤害。

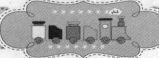

(1)不要给婴儿用大而软的枕头,因为枕头可能会堵住孩子的口、鼻。

(2)不能将孩子单独留在家里。

(3)饭锅、热水瓶、茶壶和茶杯等要放在孩子够不到的地方。放置这些物品的桌子最好不要铺桌布,孩子用手拉住桌布的边角容易将桌面的物品翻落下来。

(4)房间里的设备要牢固安全,确保没有尖角和裂缝。

(5)不要抱着挥动小手的孩子喝热饮,防止宝宝烫伤。

(6)火炉和暖气周围要加装防护挡板和防护罩。

(7)药物应贴上标签,放在孩子够不到的地方,定期清理家里的药箱处理过期药品。给孩子吃药时要仔细阅读说明书,按规定剂量和时间服用。家长提包里的食品、药品到家就应分门别类地放到柜里,以免孩子翻着后误食中毒。

(8)不要用食品瓶子装化学药水,以免孩子误服中毒。

(9)不要让家中的宠物如猫、狗跑到摇篮里去,这种小动物会把孩子憋死。

(10)如果窗户没有栏杆或栅栏的话,孩子就有掉下去的危险。

(11)包裹孩子或给孩子换衣服时不要把孩子放在没有栏杆的床或椅子上,成年人如果离开,孩子可能会摔下来。

(12)做饭时锅柄朝外宝宝容易被绊倒。锅里如果装得太满,稀的溢出来浇灭煤气炉火会造成宝宝煤气中毒。

(13)不要把盛有热水的容器放在地上。炉子前要围上栅栏防止烫伤。

(14)正在熨衣服的熨斗不要放在孩子能摸到的地方,否则容易烫着孩子。

(15)洗涤剂等(农村的杀虫剂、农药等)不要与食物混放在一起,孩子误吃了会出危险。

(16)洗衣机的导线插在电源上而另一头的导线已拔下来拖在地上,这样的情况很危险,孩子触到它会出事故。

5. 宝宝被虫蜇伤的处理

(1)婴幼儿很容易被蚊虫刺伤蜇伤,如毛毛虫、毒蛾、蜂、蝎子等,做父母的一定要学会处理这些"小事",以免让孩子受罪。

(2)蚊虫叮咬后可在局部涂花露水等止痒,如局部出现过敏性水肿应用 3‰～4‰硼酸水湿敷水肿处或涂抹抗组胺药膏。尽量不要让孩子搔抓局部,水肿处是很容易感染的。

(3)毛毛虫蜇伤先用清水冲洗局部,尽可能冲掉毒毛,也可以用肥皂水轻轻洗后冲洗更好,如有流动水,一定要选择流动水。冲净后在局部涂抹抗组胺药膏或一些常用脱敏药膏。

(4)毒蜂刺伤就比较严重,其毒液中含有蚁酸及异蛋白类物质,除可引起局部反应外,还可导致出血及中枢神经系统抑制现象。尤其是被毒蜂和黄蜂蜇伤后可出现头痛、恶心、呕吐、发热、晕厥昏迷、痉挛,甚至可出现休克、肺水肿、呼吸心跳骤停而突然死亡或数日内死亡。千万要告诉孩子:"不要捅马蜂窝!"

(5)对单蜂蜇伤同样要重视,可出现声门水肿、胸闷、过敏性休克等剧烈的过敏反应,同样会造成死亡。一旦被蜂蜇伤应立即让孩子平卧,消除紧张,迅速取出断刺,但勿挤压毒囊而应吸出毒液。然后用 3‰氨水或 5‰～10‰碳酸氢钠溶液清洗伤口,可外敷蛇药。

如为黄蜂蜇伤则必须呼叫 120 急救,因黄蜂蜇伤可引发猝死!在现场先注射肾上腺素。

(6)蝎蜇伤婴幼儿也较常见。蝎毒为毒蛋白,有麻痹呼吸中枢并兴奋心血管作用。被蝎蜇伤会出现头痛、头晕、出汗、尿少、心率减慢、嗜睡、惊厥、呼吸麻痹、肺水肿及休克等,蝎蜇伤的抢救处理与黄蜂蜇伤相同。

6. 宝宝被猫、狗咬伤或抓伤的急救办法

喜欢小动物(猫狗之类)是宝宝的天性。所以婴儿也常被小猫抓伤,而幼儿则多被狗咬伤。在农村被野狗咬的机会多,而近年来随着城市养

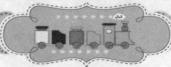
狗热,城市成人或儿童被狗咬的病例也在不断增多。

宝宝因个子小,极易被咬伤头面及上肢,与成年人多被咬伤下肢病情轻重有极大不同。被咬伤头面部及上肢的幼儿发生破伤风或狂犬病时,病情进展快,病情危重。

(1)被狗咬伤时必须做好如下处置,无论是被家养狗咬伤还是被野狗咬伤都必须立即用流动水冲洗伤口,如有 3% 过氧化氢(双氧水)溶液也可以。冲洗伤口后可涂抗生素类软膏,用消毒纱布包扎立即送孩子去医院就医,不必为找抗生素药膏误了就医时间。如伤口深应将伤口内的血液吸出来,可以用嘴吸,但是必须是口腔无损伤者(如溃疡、牙龈炎等),并且每吸一次就要用清水漱口。

在医院的处置将由医生决定,视伤口的深浅、清洁度而定。最重要的一件事是:为孩子做全程狂犬病疫苗预防注射,并做破伤风预防注射。

全程狂犬病疫苗共注射 5 次,分别为被狗咬伤当日,第 3、7、14 及 30 日各注射 1 次。由于父母对此种预防注射认识不足,往往可怜孩子,怕孩子痛,打一两针就不打了。认识上的错误会导致悲剧的结果,到目前为止,医学上还没能力救活狂犬病病人,一旦注射疫苗失败而发病,就是我们害了孩子。狂犬病疫苗预防效果可靠,一定坚持打完 5 次。

伤口深或伤口清洁度不好时应做破伤风抗血清注射。狂犬病不仅是由狗咬伤引起的,狗咬伤引起者占 85%～90%,还有 5% 是猫咬伤的,少数为蝙蝠咬伤的。尤其被野猫咬伤时要视同狗咬伤一样处置。

(2)婴幼儿被家养猫抓伤可患一种“猫抓热”,学名“良性淋巴网织细胞增多症”。50% 以上为 10 岁以下儿童,75% 为 20 岁以内青少年。病因推测与病毒有关,但至今并无定规。抓伤局部可出现丘疹、疱疹、脓疱疹,附近淋巴结明显肿大有触痛,并伴高热。病程长达 1～3 个月,甚有长达 1～2 年者,预后虽好,但对儿童生长发育和学习等均有不良影响。

7. 宝宝要预防意外事故

因宝宝年小体弱,活动能力弱,防御能力差,照顾婴儿需要注意的事情很多。需特别保护,以防意外损伤。

(1)防寒冷损伤:冬季天冷,刚出生的新生儿要注意保暖。否则新生儿体温降到35℃以下,皮肤暗红或伴黄疸,四肢或全身冰冷,皮肤变硬似硬橡皮样,以小腿、大腿、臀部、面颊较多见,重者胸腹硬肿、呼吸困难、酸中毒、肺出血,早产儿更多见。医学上叫新生儿硬肿症或新生儿寒冷损伤综合征。其预防是避免早产,小儿居室应注意保暖,从产院出院前事先提高室温,准备好干热绒毯,加强新生儿护理等。

(2)防窒息:小宝宝不要睡太软的床,用大而软的枕头,最好让宝宝单睡一张小床。小床上不要放衣物、玩具、绳子等,以免套住宝宝的颈部或堵住宝宝的口鼻。如果小宝宝与大人同床,最好分被睡,若与大人同床、同被更应小心,不要让被子捂住口、鼻而窒息,医学上称捂被综合征。

(3)防烫伤:喂牛奶时,先将牛奶滴在手背上试温;用热水袋保暖时,水温在50℃左右,拧紧塞子以防漏水,用毛巾包好放在垫被下面,距宝宝皮肤10厘米左右;洗澡时,先试温,不要将宝宝放在热水管下冲洗。

(4)防溺水:给宝宝洗澡一定要专心,即使有电话,或其他事也应待洗好后再接,在非去不可时,也要用毛巾包好宝宝并放在安全可靠处。不能将宝宝留在盆里。

(5)防煤气中毒:冬天生火炉取暖,要注意室内空气流通,安装烟筒,防煤气中毒。

(6)防动物咬伤:养猫、狗等宠物的家庭,应将宠物转移到别处,同时关紧门窗,防动物钻进室内伤害宝宝。有老鼠的居室要积极灭鼠,同时宝宝吃奶后,用湿毛巾轻擦口、鼻,以免被老鼠咬伤。

(7)防跌伤:不能把孩子单独放在没有栏杆的小床上,不要把孩子单独放在桌上、椅子上等高处,否则很容易摔下来,如果有事离开,一定要把孩子安顿好,确定安全可靠后才能短时离开。

8. 宝宝哭闹的鉴别与处理

哭闹是小宝宝表达痛苦、不适或要求的一种表现。宝宝哭闹分生理性哭闹和病理性哭闹。

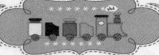
（1）生理性哭闹："哭"是孩子一种本能性反应，正常孩子哭声洪亮、有力、均匀、缓和，有一定规律。

①宝宝饥饿可出现饥饿性啼哭，以手指触及嘴角，小儿就会转过头寻找奶头，喂奶后啼哭停止，得到满足即可入睡。

②宝宝无规律性哭闹，哭声大、突然，仔细检查无病理情况时可考虑喂养不当，卧位不适，尿布潮湿，臀红及臀部皮肤糜烂，虫咬，或者肠蠕动加剧要大便等，遇到这种情况要仔细找原因，去除原因后即可停止哭闹，安静入睡。

（2）病理性哭闹：小儿由于疾病引起身体不适或疼痛所致的哭闹叫病理性哭闹。

①中枢神经系统感染。颅内出血等疾病哭闹，音调高，哭声急呈脑性尖叫，伴有发热、头痛、呕吐等，应立即请医生进一步诊治。

②急腹症。患肠套叠的婴儿哭闹为阵发性、嚎叫不安，脸色苍白，出汗。肠痉挛腹痛，哭声无力，时隐时现，并阵发性加重，多有寒冷刺激或咽部感染诱因。小儿夜哭不止，烦躁不安，易惊，多汗，可出现在佝偻病或低钙性手足抽搐。营养性疾病、营养不良等，小儿好哭，哭声无力、烦躁、消瘦、体质虚弱。

③发热引起的哭闹，小儿烦躁不安，面红耳赤，以手摸小儿头部或身上有发烫感觉。

④某些感染性疾病，如中耳炎、皮下坏疽、皮肤感染等，小儿哭闹异常、规律、变音，若一时查不出原因应及早到医院诊治。

总之，宝宝哭闹必有原因，要及时排除造成哭闹的原因。如果原因一旦排除，哭闹停止，宝宝即可安静下来。如果仍哭闹不止，找不出哭闹原因，应去医院请医生检查。每个孩子哭闹的原因各异，应根据每个孩子的情况仔细分析。

9. 如何预防宝宝摔跤

随着宝宝逐渐长大具备了一定的活动能力，他就要去探索这个世界。这时，你就开始面临一个颇为头疼的问题：宝宝摔跤！

如何才能让他自由活动又能保证安全呢？下面介绍几个针对各个年龄段宝宝的"防摔秘籍"。

(1)翻身阶段(3～5个月)：这时候宝宝刚刚学会翻身。他的动作开始很笨拙,学会之后,他会乐此不疲地练习。起先你可能不是很担心,因为他翻半天也只翻了一个,可等宝宝熟练之后,你就没这么省心了,他甚至会连着滚翻,一眨眼就到了床边!

小宝宝的活动空间多半是在床上,把他放在四面有护栏的婴儿床上是最好的办法。如果没有这种婴儿床,你就用被子和枕头把宝宝围在中间。被子要厚厚的叠起来,把拉得开的那一面朝外背对宝宝,防止他把被子拉开后盖住脸又挣不脱而发生窒息! 这个小围栏不要靠宝宝太近,左右都给他一个翻身的余地。这样,小宝宝一般是不会翻出去的。当然,你不可以离开太久,10分钟左右一定要回来看一下,确保他的安全。

(2)排排坐阶段(6～8个月)：6个月的宝宝会自己坐了,此时他的主要活动场所还是在床上。不过一不小心宝宝就可能从床上摔下来,怎么办呢? 限制他活动是不科学也是不可能的,我们还是要请婴儿床或自制的小护栏帮忙。此时的小护栏要比以前堆得更高,因为现在的宝宝是坐着而不是躺着了。另外,在床周围的地上最好铺一层泡沫垫子,这样可以增加安全系数。

再一次强调,不能长时间让宝宝一个人坐着玩耍。很多宝宝从床上掉下来就是因为他害怕孤独,想要出去寻找爸爸妈妈。

(3)爬爬虫阶段(9～12个月)：一般来说,宝宝从9个月开始就表现出对爬行的兴趣,这时婴儿床已经无能为力了。而把宝宝放在大人床上则是很危险的事,因为你不可能"眼观六路"。所以,最好的办法是给这条"爬爬虫"开放空间,让他在地板上自由地爬。

把房间整理干净,凡是宝宝有可能爬到的地方要做到无异物、无危险品、无灰尘。太凉的话可以铺上泡沫垫子。等宝宝爬得熟练之后,他就想跟着你到处逛,甚至爬高摸低,想试着自己下床乃至上窗台! 为了防止发生意外,家中要收拾好所有危险的东西,把宝宝能搬动的、爬得上

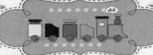

的桌椅藏起来,特别是不要靠近窗户摆放,一句话:坚壁清野,以防不测。

10. 宝宝摔跤后的护理

一般来说,孩子摔跤后会立刻大哭。在皮肤未受损伤的情况下,宝宝15分钟内会停止哭泣,与地面接触的皮肤颜色也恢复正常。如果是这样就表示他的大脑未受到伤害。

如果宝宝是在睡梦中摔到地上的,而且摔完后依然在睡,那么1小时内一定要将他弄醒,以确认他的神志是否清醒。如果宝宝的皮肤摔破了,你应该先看看擦伤的部位是否干净,尽快在家中自行消毒或请医生处理,并确定有无打破伤风针的必要。如果宝宝摔破后皮肤感染或发热,一定要及早就医。

在防摔问题上,家长一要当好看护人,不要长时间让孩子一个人玩耍,尽可能把宝宝放在安全的区域,放在自己视线范围之内。二要认识到在成长过程中磕磕碰碰是难免的,如果一个孩子从未摔过跤,那也未必是件好事。

11. 宝宝骨折的家庭护理

宝宝骨折常常出现在剧烈的碰撞或攀高坠落后。希望家长要掌握正确的处理方法。

(1)在宝宝受伤以后,看看宝宝不舒服的感觉是否会自行消除。这时需要做的是将宝宝肢体举高并固定。如果2~4小时内,宝宝感觉活动或走动时疼痛更加剧烈,你应该带宝宝看医生。

(2)不要移动宝宝,如果可能,把宝宝受伤的肢体用自制夹板固定住。夹板可用木片或折叠起来的报纸或杂志制成,放在受伤的肢体下面或侧面,用三角形绷带、皮带或领带缠住夹板和受伤的肢体。不要缠得太用力,不要用纱布或细绳子,这些都可能阻碍血液循环。及时拨打急救电话,急诊。

附:四个始终不变的急救措施

除了上面说的几种情况的处理以外,还有一些必须知道的急救

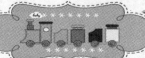

原则：

（1）将急救电话号码写在显眼的地方，如急救中心或儿科医生的电话号码。

（2）教会 6 岁以上的宝宝怎样拨打 120 求助。宝宝必须知道自己的名字、家庭地址和电话号码。

（3）不断更新家庭成员的健康记录和病历，复印数份放在家里、车里和钱包里备用。

（4）参加急救课程，学会识别各种紧急警报信号。掌握窒息、阻塞、溺水、头部和颈部受伤的处理方法（可到附近的红十字会和医院询问，哪里有类似的课程）。

12. 宝宝吸入异物的常见原因

气管、支气管异物在婴幼儿最多见，是小儿常见的意外事故。小儿容易发生异物吸入的常见原因有以下几种。

（1）婴幼儿后牙尚未萌出，咀嚼功能差，经常吞咽整块食物。

（2）婴幼儿喉头保护性反射功能不良，使食物或其他物品容易呛入气管。

（3）小儿吃东西时爱哭笑打闹。

（4）小儿经常将一些玩具和小物品含在口中，当哭笑、惊恐和深吸气时极易将这些物品吸入气管。当宝宝在哭、笑、吵闹或躺在床上吃东西（如糖果、花生米、芸豆、黄豆、瓜子等），会厌软骨来不及将气管上方盖住，这些东西就可落到气管里，影响呼吸，造成身体缺氧甚至发生生命危险。

13. 宝宝吸入异物时的紧急处理

（1）发现宝宝吸入了异物时怎样处理：如果发现婴幼儿的气管里进了异物，可以倒提小孩的两只脚，使宝宝的头朝下，轻拍他的背部，有时可把异物排出。当异物进入气管引起窒息时可采用下列方法急救：无论病人站着或者坐着，你就站在他的后面，用两手臂抱住他，一只手握拳，大拇指朝内,放在病人肚脐和剑突之间,另一只手的手掌压在拳头上,有节奏地使劲向内、向上方推压。目的是使横膈膜抬起,压迫肺底,使肺内产生一股强大的气流从气管内冲出,以便将异物冲到口腔里,从而解除窒息。

(2)宝宝已经昏迷了该怎么办:如果宝宝已经昏迷而躺倒在地上,可把他放平,仰卧,自己分开两腿跪下,将病人夹在中间,按上法用双手推压病人肚脐与剑突之间,也可产生同样效果。在按压过程中应经常检查病人口腔,看异物是否已经排出,如已排出应及时拿掉,否则会被再次吸入气管内。如用上法无效,切勿耽搁时间,尽快把宝宝送到医院的耳鼻咽喉科抢救。如果宝宝把纽扣、钱币、珠子、弹子等小物品吞到胃里,但都是没有棱角而外形光滑的东西,体积不大,一般都会随着食物进入肠内,由大便排出;这时可给宝宝吃些馒头、米饭、面糊、山芋及含纤维多的蔬菜如韭菜等,再喝一杯蜂蜜水;过一段时间让宝宝坐盆排便,就可以检查异物是否排出;如未排出可到医院检查。如果吞下带有尖锐棱角的东西如大头针、纪念章等,必须立即去医院诊治。

14. 为宝宝清除容易吸入气管的物品

所有父母都见过这样的场景:忽然某天开始,家中的小宝贝看到任何东西都往嘴里塞。无论这东西在成年人眼中能不能吃,该不该尝,宝宝都很乐意尝试。

为什么宝宝喜欢拿了东西就往嘴里塞呢?其实这是宝宝成长中的正常举动,说明宝宝对周围的世界产生了很大的兴趣。宝宝通过视觉、听觉、触觉、嗅觉和味觉来了解每一件事物,当他们看到感兴趣的东西时就会想把它往嘴里塞,看看它是甜的还是咸的,是软的还是硬的,是光滑还是粗糙?这可以帮助宝宝了解事物的不同味道、形状和质地。

虽然对宝宝来说把东西往嘴里塞是无可非议的举动,由此带来的安全问题却是每个父母必须严加注意的。据报道,3岁以内儿童特别容易发生噎住窒息事件,有部分意外甚至导致儿童死亡。所以,父母应该了解哪些物体可能引起宝宝噎住窒息,以及应该如何防止此类事件的发生。

15. 导致宝宝噎住窒息的食物与玩具

能导致宝宝噎住的东西很多,最常见的是食物或玩具。宝宝容易被哪些食物或玩具噎住呢? 我们来了解一下。

(1)坚硬的食物,如花生和其他坚果。

(2)圆形的食物,如糖果、整个的葡萄或肉丸。

(3)黏稠的食物,如花生酱、果冻、某些糯米制品。

(4)宝宝特别喜欢的食物,通常会大把地把它们塞进嘴里,如爆米花等。

(5)体积小到可以被宝宝塞进嘴巴的玩具。这类玩具容易被宝宝放入嘴中引起噎住窒息。

(6)可拆装部件的玩具。其部件可能体积很小,如果宝宝不小心吞食很危险。

(7)内有塑料小珠或塑料小球作为填充物的毛绒玩具。如果毛绒表面有破损,漏出物被宝宝放入口中也容易引发危险。

16. 如何预防宝宝被噎住

预防宝宝被噎住需要爸爸妈妈们从多方面细心照顾宝宝。

(1)把坚硬或圆形食物切成细长条状或碎片状,防止其卡住宝宝的喉咙。

(2)密切注意宝宝吃东西时的举动,防止宝宝一口吃得过多。

(3)教育宝宝吃东西要慢并充分咀嚼食物。

(4)让宝宝坐着吃东西,不要边吃边走边玩。

(5)教育宝宝吃东西时不要说话或大笑。

(6)购买玩具时,注意玩具上的适合年龄的标志,不要给宝宝玩不适合他年龄的玩具。

(7)经常检查宝宝的玩具是否有松动将脱落的小部件。

(8)你为孩子准备的玩具也许很安全,当他和年长的孩子一起玩时,父母要密切监管，防止年长孩子的玩具含有对小宝宝不安全的因素。

应该引起注意的小物品有：硬币、笔套、纽扣、鹅卵石、纽扣电池、塑料瓶盖、婴儿爽身粉、未充气或破损的气球等。

（9）在家中，经常检查桌子下、沙发缝隙中、床底下等类似地方有无隐藏的小物件。通常这些成年人不注意的地方，是孩子最爱发掘东西的地方。

（10）家中的柜子、抽屉等都要用儿童安全锁锁住，以防宝宝误取误食各种小物品。

（11）让宝宝无法接触到垃圾桶。垃圾桶对于宝宝而言，充满了危险物品，如鸡蛋壳、易拉罐盖等。

即使父母做到以上各项，有时仍难免会发生个别宝宝被噎住的事件。所以，除了防止宝宝噎住窒息，父母还要学会怎么处理宝宝噎住窒息事件，掌握紧急救助知识，以便及时、镇静、正确地应对宝宝噎住窒息事件。

17. 了解儿童车用安全座椅

现在私家车越来越普及，宝宝乘车出行也越来越频繁。了解儿童车用安全座椅的信息十分重要。

儿童车用安全座椅在欧美发达国家已经得到了普遍使用，这些国家基本上都制定了相当严格的法规对其生产和使用进行指导和规范。随着汽车保有量的迅猛增加，尽管人们采取了种种先进的技术和措施，但目前交通事故造成的儿童伤亡还是要远远高于其他任何原因对儿童造成的意外伤害。因此，正确地选购和使用儿童安全座椅被认为是最能有效防止交通事故造成儿童意外伤害的方法之一。

汽车上的安全措施如安全带、辅助气囊几乎是依据成年人的身材、体重设计的，如果儿童系上安全带坐在前座，由于儿童的身材、体重不同于成年人，因此如果儿童使用专为成年人而设计的安全设施，非但无法降低伤害反而会增加儿童的伤害。

另外，根据美国高速公路安全管理局（NHTSA）的研究报告，辅助气囊造成婴儿及 12 岁以下之幼童的死亡率有增加的趋势,因此儿童安全座椅绝对不可以放置于装有安全气囊的前座上,要放置于后座上。假如万不得已必须坐在前座,则必须把座椅尽量往后拉,增加与安全气囊之间的距离。

18. 儿童车用安全座椅的分类与选购

(1)儿童车用安全座椅的分类:目前儿童安全座椅大体上可分为婴儿用、幼儿用及学童用三类。

①婴儿车用安全座椅,目前市面上使用较少,多是用躺的方式。

②幼儿车用安全座椅使用较多,又可分向车前、向车后或两者兼用式,而以原车上的安全带来固定儿童座椅,幼儿则是使用安全座椅上的五点式安全带。

③学童用安全座椅,则是使用可以把学童垫高的安全坐垫,将座椅垫高之后就可以仍使用成年人用安全带,如此才可避免事故发生时由于学童系安全带的高度不够而勒住脖子的现象,因此对儿童的安全是疏忽不得的。

(2)选购儿童安全座椅:可以说没有哪种座椅被认为是"最好"或"最安全"的。应该根据孩子的年龄、身高和体重来选择最合适的儿童安全座椅。最好的儿童车用安全座椅是能适合您的孩子,适合您所驾驶的汽车,并符合您的家庭对预算的开支、使用要舒适性和便利性等条件的要求。只有这样才能保证在您每一次带宝宝出行时正确使用儿童安全座椅;另外最新资料显示,有按宝宝体重可选购的安全座椅。

体重不足 9 千克,并且未足 1 岁,可使用后向式婴儿安全座椅;根据婴儿身形,亦可选用汽车手提篮。9~18 千克的 1~4 岁幼儿,可使用前向式儿童安全座椅。体重 15~36 千克的 4~11 岁儿童,可用安全坐垫,并扣上汽车安全带。

儿童车用安全座椅是一件保护婴儿安全的重要用具。亚洲的许多国家还没有关于儿童车用安全座椅的立法,或者立法不严格。请您多加注意,选用通过国际安全标准的儿童车用安全座椅。

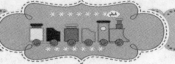

19. 多角度考察儿童安全座椅的性能

(1)安全性:符合婴幼儿的年龄、体型及身高。适合家中汽车座位的形状,结构牢固,易于安装,以减少误用的可能性。具备安全带固定设备。安全带有瞬间紧缩装置,危险发生时,能及时拉住婴幼儿免受伤害。安全座椅的倾斜角度可随着婴幼儿的成长做调整,最好有矫正仪器提供建议,以确保安全。高度不要太高,愈高幼童重心愈不稳。愈大且愈平的底部,稳固性与保护性愈大。椅背必须较婴幼儿背部高,才能保护头部和颈部。有详细的中文使用说明书。通过标准检验局安全认证,并印有商品检验合格标志。

(2)舒适性:座椅的材质要舒适、通气且易于拆洗。针对新生儿提供保护头部的护垫,不需调整安全带就能调整角度,以免惊扰睡眠中的婴幼儿。安全带支撑部位的材质须为柔软材质,以免婴幼儿擦伤。

(3)经济性:安全座椅价格差异大,须多做比较、了解,以选择适合的型号。

20. 儿童车用安全座椅安装须知

车有儿童安全座椅是不是就可以放心的带宝宝出游了?家长可别以为有了儿童安全座椅,婴幼儿乘车的安全就无需操心。根据调查发现儿童安全座椅的使用不当,反而会增加婴幼儿受伤的风险,所以提醒使用安全座椅的家长一些该注意的小地方。

婴儿用卧床应朝后放置(面向车尾而背朝前),以保护头、颈部。检视婴儿用卧床手柄的坚固性,避免手柄断落而使婴幼儿受伤。安全座椅应装置于后座,以避免冲撞时安全气囊强力推挤而受伤。安全座椅应依使用说明书安装,安装完毕应实际操作一次,并用力摇晃看看是否会左右晃动。检查安全带位置是否适当,是否系紧。安全座椅应妥善放置,不可摆放于高处,以避免掉落而使婴幼儿受伤。若孩子将安全带解开了,应立即将汽车停到安全地带,重新系好才可以上路。

21. 小心使用儿童安全座椅

父母应教导孩子正确的行车安全观念,并以身作则系好安全带,切勿因孩子哭闹而违反安全原则。

安全座椅使用前,应该仔细阅读说明书。安装儿童座椅最好的位置是后座中间,因为研究发现这是最安全的位置,尤其是加装安全气囊的座位。已有数百起意外事故伤害是因前座气囊不慎爆开,造成孩童头颈部受伤。小孩和安全座椅最好都放在后座。医学报告显示,后座固定良好,受伤概率小。

装置安全座椅需要花一点心思和时间,任何马虎都会影响保护效果。例如,前向或后向的安全座椅,若是装反,自然无法达到保护效果;同时,安装座椅时要留意"对"的角度,安装后可以左右上下摇晃,看看是否稳固。一般左右位移应不超过约两指宽度。将孩子固定在座位上后,确认孩子身上绑的安全带有无扭转翻面情形,安全带的松紧以可容下 1 指才算合格。

此外,幼童座椅的肩带要穿过胸前到大腿固定,而非卡在腰或肚子上,美国消费者产品委员会(CPSC)建议。幼儿安全座椅的胸扣应在腋下高度的位置;使用学童用座椅时,记得肩带和腿带要一起系好,才能有保护效果。

22. 宝宝为什么会产生晕车症

人的身体构造包含有几组不同的运动平衡感官。在正常情况下它们相互协调工作,能够立即提供给大脑信息,告诉大脑身体在如何运动,大脑应该如何反应。当车在行进中人的内耳器官感知到运动。但坐在运动中的车上人的关节神经和皮肤并没有感知到运动。不同运动感官传递给大脑的信息起了冲突:到底是运动还是静止?如果人同时在车上看书,眼睛也没有感知到运动那就更糟了。这种冲突最终导致了人体的不适,这也就是晕车症的产生。

为什么宝宝更容易晕车呢?在一定情况下每个人都有可能经历晕

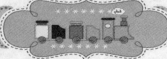

车,但有一部分人的确比较容易患晕车症。婴儿很少有晕车现象发生,但1岁以上的儿童是最易患晕车症的。因为坐在车后座的孩子通常由于身高关系,只能看到车内的事物,眼睛无法感知到运动。同时,孩子第一次坐车长途旅行时是最易患晕车症的,因为孩子的大脑尚未习惯于坐车时产生的信息冲突。如果孩子第一次经历过晕车很容易在下一次坐车时产生自我暗示,导致晕车症再次发生。晕车症在成年人中比较少见,因为随着年龄的增长,坐车经验不断累积,大脑逐渐习惯于这种信息冲突,人也就不再晕车了。

23. 如何防范宝宝发生晕车症

有些孩子格外晕车,这是因为其内耳的平衡系统对运动特别敏感。大多数孩子随着年龄的增长,晕车就会消除。下面介绍一些可以消除晕车的方法:

(1)乘车前不给孩子吃脂肪高或是油腻的食物。乘车时,如果孩子需要吃小食品,只给孩子吃饼干或只含葡萄糖的糖果。不要过度焦急,否则孩子也会学着你的情绪,心理变得紧张,结果更易晕车,心情兴奋或是心情忧虑的确影响晕车的程度,实验证明,离家时的晕车比回家时的晕车严重一些。

(2)让孩子有事可做,如果孩子脸色变得苍白或是异常安静,你应该把车停下。必要时给孩子准备好塑料袋,以防孩子呕吐。时刻准备好干净的手帕和口香糖。在孩子呕吐后及时用手帕给孩子擦净,用口香糖消除口中的异味。

(3)目视前方,车在行进中时父母想办法让孩子眼睛看着车窗外面,最好是看前方较远处的东西。如果播放轻松音乐的同时,给他指点前方较远处的各种风景事物。注意不要看着事物渐渐接近,因为这个过程很容易导致晕车症发生。父母更不要让孩子看车内的事物,如看书、打游戏机或玩玩具。

(4)如果是坐巴士尽量选择前排位置,因为后排位置容易导致晕车症发生。保持车内空气清新。适当打开车窗让空气充分流通,避免在车内吸烟或携带气味非常浓的食品。尽量平稳地开车,减少加减速、刹车或改变车道的次数。

(5)如果长途驾驶中间要多停车休息,事先计划好选几个休息点,如沿路的公园、风景区或商场等多让孩子下车走动,呼吸新鲜空气。父母可以把这些计划提前告诉孩子,让孩子感觉终点并非遥不可及,减轻孩子对坐长途车的心理恐惧,因为心理压力对晕车症有重要影响。

(6)如果孩子经常晕车,可以在乘车前1小时服用晕车药,服用剂量应与孩子的年龄相匹配。注意,晕车药在晕车症发生以后再服用就无效了。一旦孩子出现晕车症的早期症状就应找地方及时停车,让孩子呼吸空气,平躺休息片刻,避免严重晕车症状的发生。如果一时无法停车休息,父母要想法转移孩子的注意力。

十六、宝宝空调病的防治

1. 什么是空调病

炎炎夏季空调派上了大用场。有了空调,人们就有了一个凉快的夏天。但是使用空调的弊端也很明显:空气虽然凉但是不流通。临床发现,宝宝长期生活在空调房里,机体免疫力会下降,容易患感冒、发热、过敏性鼻炎、过敏性哮喘等。原因就是不流通的空气质量太差,容易孳生病原微生物。

过去很多医生不主张给宝宝吹空调,主要是宝宝皮肤薄嫩,皮下脂肪少,毛细血管丰富,体温调节中枢尚未发育完善。如果空调使用不当,宝宝受冷空气侵袭,毛细血管收缩,汗毛孔紧闭,体内热量散发不出来,使体温调节中枢和血液循环中枢失去平衡,引起感冒、发热、咳嗽等病症,俗称空调病。

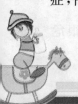

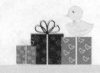

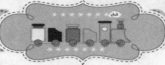
2. 空调病有哪些表现

空调病的主要表现为容易疲倦,皮肤干燥,手足麻木,头晕,头痛,咽喉痛,胃肠不适,胃肠胀气,大便稀薄,食欲缺乏,经常腹泻,反复感冒,久治不愈,关节炎等。

在高温季节,宝宝衣着单薄,汗腺敞开。当进入低温环境时,宝宝皮肤血管收缩,汗腺孔闭合,交感神经兴奋,内脏血管收缩,胃肠运动减弱,容易出现鼻塞、咽喉痛等症状。

另外,空调房间往往门窗紧闭,空气不新鲜,氧气稀薄,特别是空间比较狭小的地方更容易发生空调病。

3. 空调病对宝宝有什么危害

夏天宝宝容易患上空调病。所以空调病的有什么危害也是家长们关心的问题,以下谈谈空调病的危害。

(1)上呼吸道感染:宝宝会出现感冒、咳嗽、流鼻涕等症状,并且演变成为反复性的上呼吸道感染。如果情况严重的话,还可能出现肺炎、支气管炎等各种疾病。

(2)腹泻:腹泻也是宝宝夏季空调病常见表现,主要表现为大便的次数和性状的改变,也可伴有发热、脱水、电解质和酸碱平衡紊乱等。

(3)过敏性鼻炎、过敏性哮喘:由于空调温度开得太低,可能使宝宝原有的哮喘、鼻炎等病情加重,旧病复发。

(4)发热:发热是空调病最常见的一种症状,是由机体的体温调节功能受到不良因素影响发生紊乱而引起的,严重时还可能出现高热不退,甚至惊厥。

4. 吹空调宝宝易得低温症

一般来说,宝宝容易感冒、发热,这时需要关心呵护。但是,当宝宝体温低时,家长也不可轻视。

在夏天,好多父母喜欢将宝宝放在空调房避暑。这其实是一种很危险的行为,稍有不慎容易使宝宝患上低温症,严重的会导致死亡。有专家表示,体温降至36℃以下,即是患上低温症。造成低温症的原因很多,主要有以下2种。

(1)夏日长时间吹空调而未注意保暖:由于宝宝的体表面积与体重的比例较高,这样的话宝宝容易散热。所以,在空调房间内若不能保证热量的供应,宝宝就会在不知不觉中患上低温症。低温症会使宝宝的脑部新陈代谢减慢,出现晕眩、反应呆滞,延误病情可引致脑部受损,甚至死亡。

(2)过量使用退热药:退热药的使用,家长必须遵照医嘱。否则,退热剂量过大,会使宝宝出汗增多,甚至大汗不止,心率减慢,发生虚脱、休克,体温过低还可导致体内水、电解质紊乱而危及生命。

5. 如何预防宝宝空调病

空调病是比较容易预防的。

(1)必须加强空调系统的管理和维护,定期检查空调器的过滤膜,发现问题及时更换;空调器中的冷却盘要定期清洗;房间内最好装有负氧离子发生器。宝宝如果长期生活在空调房里,父母要保证每日给他们一定的日照时间。安装空调的房间要防止空气污染,定期开窗换气,必要时也可用药物喷洒消毒。

(2)室内外温差不宜过大,比室外低3℃~5℃为佳。有些父母喜欢将空调机调到很低的温度,以为这样更凉快。其实,室内外温差越大,宝宝越容易生病。所以一般应控制在27℃左右。另外,夜间气温低,应及时调整空调温度。

(3)生活在空调房里,父母要让宝宝多喝些开水。空调环境中宝宝会感到口干舌燥,这是空气频频更换带走身体水分的结果。如果经常用金银花、菊花、生地黄等煮水当茶饮用,更能清热解毒,预防病菌侵袭。同时,还要加强对干燥皮肤的护理。

(4)限定空调时间。即使天气很热,也不要整天开着空调,更不能让它直冲着宝宝吹。带宝宝外出前半个小时,最好将空调关上,打开窗户,

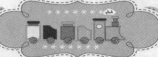
使室内通风。注意:即使是开着空调,最好把窗户开一条缝通风,保证室内空气的新鲜。

(5)每天至少为宝宝测量1次体温。这样,有助于及时发现宝宝身体的异常情况,避免耽误病情。

(6)宝宝进屋前先降温。在宝宝回家半个小时前打开空调,温度设定低一些,使室内迅速降温;待宝宝进入室内,可将温度升高到27℃～28℃,这样室内外温差不会太大,可以避免宝宝受寒。

(7)注意保持室内空气的新鲜。定时给房间通风,至少保证早、晚各1次,每次10～20分钟。大人应避免在室内吸烟。如宝宝是过敏体质或呼吸系统有问题可在室内装空气净化机,以改善空气质量。

(8)空调的除湿功能最好要充分利用,不会使室温降得过低,又可使人感到很舒适。

(9)出入空调房,要随时给宝宝增减衣服。

(10)不要让宝宝整天待在空调房间里,每天清晨和黄昏室外气温较低时,最好带宝宝到户外活动,可让宝宝呼吸新鲜空气,进行日光浴,加强身体的适应能力。

(11)晚上睡觉时,给宝宝盖上薄被或毛巾被,特别要盖严腹部。

有了以上几条,宝宝的空调病就可以轻松预防了。

十七、做好宝宝的视力保健

1. 如何及早发现孩子视力异常

要想及早发现儿童眼睛异常,父母要对下面几种情况加以注意,以便采取一定的措施。

(1)眯着眼睛看东西,因为眼睛近视后眯细眼睛可以看清东西。近视度数高时眯着眼看也难看清。

（2）看远处物体容易紧皱眉头。

（3）当全神贯注看电视时有歪头现象。有歪头看东西习惯的儿童最易成"对眼"。

（4）看书、学习缺乏耐性，常有厌烦情绪。

（5）学习成绩下降。学习花费时间较多，成绩却不见提高。

（6）看书时，眼睛距书太近，不够 30 厘米，看电视时总喜欢靠近电视机。

（7）常有头痛、疲乏、懒散的感觉，性情急躁，行动和思维能力突然减退，看到喜爱的东西也不像以前那样激动。

如果孩子有上述现象，应早检查、早纠正。

2. 电视会让孩子患"斜视"

现代生活方式越来越倾向于"坐着"休闲，孩子游戏活动的时间越来越少，坐在电视机前的时间越来越多，"歪头斜视"的现象也日益增多。歪头就是孩子的脸转向右侧或左侧、低头或仰头看电视。斜视是孩子双眼向侧方注视或双眼向上或向下转，这种现象多见于学龄前儿童，亦可见于小学生。由于斜视的影响，孩子几乎均存在不同程度的散光，部分孩子还会有屈光不正，如近视或远视。

这种由于看电视引起的"歪头斜视"现象就是电视性斜视。孩子看电视的时间过长、过分专心就会无意识地将头歪向一侧，双眼向另一侧凝视，久而久之便形成习惯性动作。如果电视机的位置和孩子的头部位置不相称，孩子也容易患斜视。电视机屏幕过低，孩子看电视时头就会过于前倾；电视机屏幕过高，孩子的头颈就会过于后仰。

学龄前的孩子每次看 20～30 分钟的电视后，目光就应该离开电视屏幕；看电视时的坐姿要端正，爸爸妈妈应该检查家中电视机的位置和高度，进行适当的调整。

如果孩子有歪头斜视的现象但没有屈光不正，除了应该尽量少看电视及注意上述事项外，无须特殊治疗。随着孩子年龄的增长，歪头斜视现象是可以消失的。如果孩子已经有了屈光不正，就应该及时到医院请

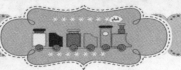

眼科医生检查并予以矫正。

3. 什么时间适合检查幼儿是否近视

要给 2～6 岁宝宝做一次散瞳验光检查。因为婴幼儿和学龄前宝宝不能说出其视力不良的症状。所以，眼病易受忽视且难以发现。但是，眼睛的疾病发现越早，治疗越早，疗效便越好。

给幼儿散瞳后，进行一次全面的屈光及眼底检查，可达到有病早治，无病早防的目的。这对于宝宝的视功能发育是十分必要的。

散瞳检影法是一种客观的验光法，不需要宝宝用语方表达，只要能安静地接受检查，一岁半以上的宝宝就能顺利完成检查。因此，无论宝宝视力好坏与否，有必要带他到医院进行一次散瞳验光。散瞳验光对防治宝宝弱视、斜视至关重要。

4. 什么是近视

近视是中国宝宝最常见的眼疾，而大陆高度近视的比率更是比其他国家和地区的宝宝高出很多。伴随着高度近视所衍生的许多眼疾，正威胁着许多宝宝的视力及眼睛健康。

患近视的宝宝会给家长带来不小的压力及困扰，生怕宝宝的近视度数持续增加，到最后导致视力严重下降，甚至失明。其实近视及大多数眼疾只要能早期发现、定期追踪并给予适当的治疗，就可以减缓近视加深及维持正常的视力。

什么是近视呢？近视指的是外来的光线，经眼球的屈光系统（主要是角膜及晶状体）后，没有精准的聚焦在视网膜上，而是落在视网膜之前。为了要将焦点移到视网膜上，需要将东西靠近眼球去看。所以，近视的人是看远的模糊，看近物却比较清晰。

5. 造成近视的原因

为什么会产生近视？原因可分为两种：屈折性近视和轴性近视。

（1）屈折性近视：指的是眼轴长正常，但角膜或晶状体等的屈折力异常(太强)所致。这种近视比较少见,包括:①角膜性近视。如圆锥角膜、球状角膜等,因角膜曲率半径小,所以屈折力强。②晶状体性近视。如晶状体向前方移动或脱位(外伤或遗传),或晶状体折屈折力增加(如初期白内障、糖尿病等)。

(2)轴性近视:因为眼轴长异常更易导致近视,眼轴长每增加1厘米,则增加3个屈光度的屈折力(就是增加300度近视),一般近视均属于此类。

6. 自然疗法防近视

眼科专家指出:近距离、长时间用眼引起眼睫状肌紧张是造成近视的主要原因。因此,预防近视关键在于放松眼球睫状肌。目前近视治疗药物散瞳剂主要功能就是放松眼球睫状肌。而采取自然、有效的放松方法就是让眼睛凝视远方,且时间必须与近距离用眼相当,即不少于1~2小时。为此向您提供三招,供家长们参考。

(1)郊外观鸟:不仅增加自然常识,增强保护环境的意识,更能在寻觅、追溯飞鸟的过程中,迅速调节视野,变换焦距,对恢复眼疲劳大有好处。

(2)放风筝:除了引线高翔,让人舒展身心之外,对预防近视还有特殊功效。这是因为眼球运动平时常是往下看近,很少往上看远,而放风筝正可专注盯着远方高空的风筝看,从而促使睫状肌放松、休息。

(3)打乒乓球:睫状肌随乒乓球的来往穿梭不停的放松和收缩,可促进眼球组织的血液供应和代谢,从而使眼睛的疲劳消除或减轻,有效改善视力,起到预防近视的作用。

7. 婴幼儿的眼睛为什么多远视

由于太多的青少年患近视,因此许多年轻的爸爸妈妈也担心自己的小宝宝会得近视。其实不然,婴幼儿近视眼很少,仅有1%~1.5%,而90%以上的学龄前宝宝是远视。当然,其中绝大多数是生理性的,是眼正常发育的表现。然而,也有20%~25%的远视是异常或是病理性的。

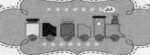

这是导致宝宝视力不正常的主要原因，也是宝宝眼发育不良的主要原因，应引起年轻父母足够的重视。

为什么绝大多数的宝宝会是远视呢？这主要与宝宝眼发育有密切的关系。宝宝的眼睛在生长发育中，眼球由小长大，眼轴（眼球的前后径）逐渐增长，如果将眼球看成一个球体，它有3个轴，即纵轴、横轴、矢状轴（即眼轴），一个正球体的3个轴的长度相等。学龄前宝宝眼轴大多短于纵、横轴，呈扁球形，是远视型眼球，到6～8岁时才逐渐长成为三轴长相等，为24毫米左右的正球体，即正视型眼球，如果眼轴继续延长并超过纵、横轴，呈长球形，那就是近视型眼球。以光学计算，眼轴每短1毫米，远视增大300度；每延长1毫米，近视增加300度。婴儿出生后，眼球小，眼轴短，所以几乎都是远视，或兼有远视、散光，随着年龄增长，眼轴也增长，才能发育成为正视眼（无远视、近视、散光）。只有当眼轴继续延长，那就会变成近视眼。因此，婴幼儿近视眼很少，发生率仅1%～1.5%，这类近视眼为病理性近视眼。

8. 学龄前宝宝的远视问题

学龄前宝宝的眼睛在生长发育中有一定的生理远视，是眼发育的正常过程，它的正常值为：3～4岁远视200度以内，4～5岁远视150度以内，6～8岁远视100度以内，超过正常范围的，则为异常的或病理性远视。

异常的或病理性远视是眼发育不良或发育异常的表现，而异常的或病理性远视又会进一步影响眼的正常发育，使它处在一个不良的恶性循环中。这种影响又与远视的度数或双眼屈光度数相差成正比，即远视度数越大，双眼度数相差越大，对眼的生长发育影响也越大。

双眼屈光度数相差＞250度称为屈光参差。

异常的或病理性远视对眼发育的主要影响表现为：视力低常（正常宝宝视力为3～4岁≥0.6，4～5岁≥0.8，5～6岁≥1.0，低于上述标准称为视力低常）、弱视（眼无器质性病变，戴镜视力不能矫正达0.8以上）、斜视及其他视功能障碍，如融合功能障碍（在同视机检查中，不能将两个图像融为一体,如狮子关不进笼子,动物的耳朵、尾巴长不到身体上等)、立体视觉障碍。

特别提醒:年轻父母对宝宝异常的病理性远视要有足够的重视。

9. 远视的早期干预与治疗

在生长发育期的眼睛有很强的可塑性,异常或病理的远视只要能及早发现,并及时采取正确的医疗干预和矫治,完全有可能恢复正常的发育。

异常或病理性远视的主要表现是视力低常,早期发现宝宝视力低常最有效最简便的方法是视力检查。

每年为幼儿定期检查视力是及时发现宝宝视力是否有问题的有效措施。视力低常应及时就医诊治。为了能准确地测知宝宝屈光性质与屈光程度,这里需要强调对宝宝必须经阿托品散瞳验光,国内外专家一再呼吁宝宝配镜,必须阿托品散瞳验光,因为宝宝眼睛有很强的调节能力,其他的验光方法如原瞳孔验光、双星明快速散瞳验光对宝宝来说都是不准确的,不可取的。

由远视所引起的宝宝弱视、斜视及其他视功能障碍,只要在幼儿时期得到及时正确治疗和训练也完全有望恢复正常。

10. 营养不均衡"催化"近视

眼科专家指出,除了遗传、过度早教和长时间看电脑等人们熟知的因素,营养不均衡也是导致宝宝近视的一个不可忽视的原因,高脂肪、高热能的食物在其中扮演了重要的角色。

高脂肪、高热能的食物中维生素、矿物质含量少,而维生素 A、钙恰恰是眼球发育必需的元素,摄入不足就会使眼眶内压力增大,眼球外凸,前后距拉长,引发近视、弱视等视力低下问题。以下是解决办法:

策略一:"杂食"是保证宝宝均衡营养的有效途径。摒弃挑食、偏食的不良习惯;平时有意识地给宝宝多吃一些与眼睛发育密切相关的食物,如含维生素 A、维生素 B_1、维生素 D、维生素 E 丰富的胡萝卜、鱼、海

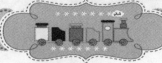
产品、水果、蔬菜、粗粮等。

吃糖、巧克力、奶油蛋糕、冰淇淋应适可而止,因为甜食对眼睛的发育没有好处,还容易使宝宝注意力不集中,甚至多动。

策略二:教宝宝学会正确用眼,幼儿看书时间一次不超过20分钟、眼与书的距离保持在30厘米左右、光线适度。眼睛也需要劳逸结合,用眼最多半个小时就要做眼保健操或望远,另外多做户外运动。

策略三:父母每隔半年要带宝宝查一次视力,最长不能超过1年,以及时发现眼睛有可能出现的问题。如果宝宝反复近距离或眯着眼看东西,做视力测查更不能怠慢。

11. 什么是弱视

弱视是眼部无明显器质性病变,或者有器质性改变及屈光异常,但与其病变不相适应的视力下降和不断矫正或矫正视力低于0.9者均为弱视,可以发生于一眼或两眼。弱视中最重要的为斜视性弱视,半数以上的弱视与斜视有关,从症状上来看,斜视为眼位异常,弱视是视力异常。弱视可以形成斜视,斜视可以导致弱视。弱视除了有与斜视有关的斜视性弱视外,尚有屈光异常、屈光参差等所形成的弱视。有屈光异常者不能得到矫正,即使增加照明或增强注视目标的对比度时,往往也不能使视觉得到改善。

(1)斜视性弱视:发生在单眼,宝宝有斜视或曾有过斜视,常见于四岁以内发病的单眼恒定性斜视患儿,由于大脑皮质主动抑制斜眼的视觉冲动,长期抑制形成弱视,视觉抑制和弱视只是量的差别,一般为斜眼注视时可以解除抑制,而弱视则为持续性视力减退。斜视发生的年龄越早,产生的抑制越快,弱视的程度越深。

(2)屈光参差性弱视:因两眼不同视,两眼视网膜成像大小清晰度不同,屈光度较高的一眼黄斑部成像大而模糊,引起二眼融合反射刺激不足,不能形成双眼单视,从而产生被动性抑制,两眼屈光相并3.00D以上者,屈光度较高常形成弱视和斜视。以至于被动性和主动性抑制同时存在。弱视的深度不一定与屈光参差的度数有关,但与注视性质有关,旁中央注视者弱视程度较深,这类弱视的性质和斜视性弱视相似,是功能性的和可逆的。临床上有时也不易区分弱视是原发于屈光参差,还是继发于斜视,此型如能早期发现,及时配戴眼镜,可以预防。

(3)屈光不正性弱视:多为双眼性,发生在高度近视、近视及散光而未戴矫正眼镜的宝宝或成年人,多数近视在 6.00D 以上,远视在 5.00D 以上,散光≥2.00D 或兼有散光者。双眼视力相等或相似,并无双眼物像融合功能障碍,故不引起黄斑功能性抑制,如果及时配戴适当眼镜,视力可逐渐提高。

(4)失用性弱视(形觉剥夺性弱视):在婴儿期,由于上睑下垂,角膜混浊,先天性白内障或因眼睑手术后遮盖时间太长等原因,使得光不能进入眼球,妨碍或阻断黄斑接受刺激,因而产生了弱视,故又称遮断视觉刺激性弱视。

(5)先天性弱视或器质性弱视:由于出生时黄斑出血,导致锥体细胞排列不规则,在婴儿出生后双眼形成以前发生,因而预后不好。有些虽然视网膜及中枢神经系统不能查出明显的病变,一般认为属器质性病变,因现有检查方法不能发现,此型为恒定性弱视,治疗无效。

12. 弱视的表现

(1)视力和屈光异常:弱视眼与正常眼视力界限并不十分明确,有的宝宝主诉视力下降,但客观检查,视力仍然 1.0 或 1.2。这可能是患者与自己以前视力相比而感到视力下降。此外,可能在中心窝的视细胞或其后的传导系统有某些障碍,有极小的中心暗点,自觉有视力障碍,而在客观上查不出。

如果弱视眼无器质性改变,而其视力在 0.01 以上,0.2 以下者,多伴有固视异常。弱视与远视程度有密切关系。

斜视性弱视的重度弱视光斜视比外斜视多见,而且内斜视比外斜视发病要早。

(2)分读困难:或称拥挤现象。用相同的视标、照明度和距离检查视

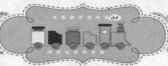

力时,视标的间隔不同所测的值示不同。分读困难是弱视的一个特征。

分读困难就是弱视眼识别单独视标比识别集合或密集视标的能力好,即对视力表上的单开字体(如 E 字)分辨力比对成行的字要强。

分读困难的原因有多种说法:认为长期持续地存在着斜视致使锥体细胞群发生局限的轴向变化。看视标呈现向一侧歪扭变形而与其方向的视标相重。

(3)弱视只发生在幼儿:双眼弱视是出生后至 9 岁期间逐步发展形成的。在此发展时期若出现斜视可导致弱视。9 岁以后即使有上述原因也不会发生弱视。

(4)弱视只发生在单眼视病人:若交替使用两眼者不会发生弱视。

(5)固视异常:弱视较深者由于黄斑固视能力差,而常以黄斑旁的网膜代替黄斑作固视。偏心固视是指中心窝外固视,其形成的学说很多,但其表现有中心凹旁固视、周边固视、黄斑旁固视、游走性固视。

13. 弱视的分类与预后

医学上把弱视分为两种类型:一种是先天性弱视。这类弱视的机制尚未弄清,目前国内外尚无十分有效的治疗措施;另一种是功能性弱视。此类弱视为出生后眼部病变引起。根据眼部病变原因,分为失用性弱视、屈光参差性弱视、屈光不正性弱视、斜视性弱视 4 种。这 4 种弱视的治疗过程一般较为缓慢,疗程短则 1～2 年,长则 7～8 年。如能早期发现,及时治疗,大部分宝宝的视力是可恢复正常的。

对于幼儿的弱视,治疗越早效果会越好。最好在 3～4 岁前开始治疗,一般 7 岁以后效果就不好了。治疗方法可根据弱视性质、弱视程度、宝宝年龄、弱视类型及屈光状态加以选择。一般来说,目前治疗弱视的方法主要有遮盖法、后像疗法、红滤光镜治疗及光栅疗法等。因此,家长在指导宝宝治疗时要有耐心,不可操之过急。

14. 宝宝弱视的治疗方法

弱视的治疗应以综合治疗为原则,坚持戴矫正眼镜的同时,常规遮

盖健眼,并配合家庭训练的精细作业练习来治疗弱视眼。常用的治疗方法有:

(1)传统遮盖疗法:分完全遮盖法和交替遮盖法两种。这是治疗弱视的最好、最有效的方法,要根据双眼的视力情况由专科医生定出适当比例,严格遮盖健眼,强迫弱视眼注视,盖得越彻底,弱视眼视力提高得越快。

因为健眼的光亮是弱视眼视力提高的障碍,所以务必在每天清晨起床后即盖上眼罩,直到晚上就寝,上学及其他活动都不要随便脱眼罩。

完全遮盖法即将健康眼(视力正常眼)完全遮盖,越彻底越好;交替遮盖法适用于弱视眼视力接近正常,或弱视双眼视力相近或不等时,在常规遮盖法中应注意防止出现遮盖性弱视,以及复视、斜视、调节麻痹等问题,应定期复诊、检查双眼的屈光状态。

(2)压抑疗法:利用过矫或欠矫镜片,以及每日滴用阿托品滴眼液压抑优势眼(压抑即是用一定镜片置于一只眼前或滴用阿托品滴眼液以压低其对某一距离的视力,使其由清晰变为模糊不清),同时弱视眼戴矫正眼镜看远,或戴过矫眼镜以利于看近,即使一眼用黄斑注视远离距离,另一眼用黄斑注视近距离,从而促进弱视眼黄斑中心凹的功能,提高弱视眼的视力。

本法适用于中度弱视,年龄稍大,又不愿做遮盖治疗的宝宝。

其优点为:外观好;对双眼的破坏性最小;不诱导潜在性眼震颤;不易产生遮盖性弱视;在治疗过程中可随时改变或利用各种不同的联合疗法。

15. 弱视治疗疗效评价标准

(1)无效:包括视力退步、不变或仅提高一行者。

(2)进步:视力增进2行及2行以上者。

(3)基本痊愈:视力恢复到≥0.9者。

(4)痊愈:经过3年随访,视力保持正常者。

注:若有条件,可同时接受其他视功能训练,以求恢复双眼单视。

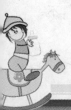

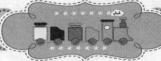
弱视的宝宝如不及早地发现和治疗,将会导致单眼或双眼视力低下,严重影响宝宝视功能。不仅如此,弱视的最大危害是无法形成立体觉。弱视的宝宝长大后必然学习不好立体几何,也不能选择如建筑、工程设计、医学、机械、美工等专业。由于大脑只能得到单侧健眼输入的视觉信号,大脑无法形成立体像,将导致患者没有立体觉想象能力。正如聋哑人,他们的发音器官舌、声带都正常,但无法发音,是由于因聋致哑,他们的听力障碍造成无法模仿发音,最终丧失发音能力。此外,弱视还可引起斜视,影响美观和身心健康。弱视宝宝常有自卑和自闭心理。

16. 什么是斜视

斜视是指患者双眼不能同时注视一个目标,一只眼注视目标,另一只眼便会偏离目标,两只眼的位置不能对称。斜视多发病于幼儿时期,发病的原因很多,主要分为共同性斜视和麻痹性斜视两大类。共同性斜视是由于脑的高级神经反射活动和眼的调节、融合功能异常所致。按倾斜的方向又可分为内斜、外斜和垂直旋转性斜视。共同性斜视是具有遗传性的眼病。麻痹性斜视是支配眼外肌的神经或肌肉本身的疾病,导致眼外肌瘫痪。眼球运动障碍而发生的眼位偏斜,分为先天性和后天性两类,后天性患者多由外伤、炎症、肿瘤、血液循环障碍等病变引起。

斜视虽然不像其他疾病一样对身体有明显影响,但其危害却是不可忽视的。眼睛是心灵的窗户,也是五官之首,是最引人注意的器官,斜视不仅破坏人体形象,对宝宝心灵造成负面影响,使之产生自卑、孤独心理,直接影响性格和心理的正常发育,而且还会对成年后的学习、择业造成很大的限制。另一方面,斜视宝宝看东西只用一只眼注视,斜视眼通常处于失用状态,长期下去,将不可避免地造成失用眼的视力下降或发育停顿,从而导致弱视。而且麻痹性斜视的病人常因视物成双而采取歪头、侧脸等方式来消除复视,这样一来就会影响宝宝自身骨骼的发育,不少宝宝由于没有及时矫正头位而继发了脊柱弯曲。

由于斜视的危害有一个长期的渐进过程,宝宝的斜视一开始并不会太大地影响生活学习,以致许多宝宝家长认为,患了斜视就是外观难看一些,长大后做个美容手术,一切问题就都解决了。对此眼科专家警告说:"这种观点非常有害,斜视的治疗除了矫正眼位改善外观外,更重要的是功能性的治疗,包括弱视治疗和建立双眼正常视功能的恢复等重要内容。"幼儿时期,视觉系统处在生长发育的旺盛阶段,具有可塑性,年龄越小可塑性越大,治疗效果也就越好,发育期终止后再治就很难恢复斜视眼的正常功能,而只能单纯做矫正手术获得外观上的改善了。治疗斜视对时间的要求很严,一般在 6 岁以内治愈率可高达 80% 以上。随着年龄的增长治疗效果会明显降低,很多宝宝都是因为延误了治疗而遗憾终身。

斜视症状明显,容易发现,只要及早治疗,拥有一双明亮美丽的眼睛其实也很容易。

17. 宝宝为什么容易发生斜视

斜视主要发生在幼儿时期。据统计,每 100 个宝宝中就有 5 个宝宝患斜视,我国 3 亿名宝宝中约有 1 500 万名宝宝是斜视患者,即使成年人斜视也多半是在幼儿期患的病。其主要原因有以下几点。

(1)视功能发育不健全:宝宝,尤其是婴幼儿,大脑视觉中枢的发育还不完善,不能很好地协调和控制眼外肌的收缩和舒张,所以他们的双眼单视功能不健全也不稳定。任何外界因素的刺激,如发热、惊吓、外伤等,都有可能使不稳定的双眼单视力功能减弱或丧失,诱发了斜视。斜视的发生又阻碍了双眼单视功能的发育,从而促使了斜视的发展,使斜视越来越严重。5 岁以前的宝宝视觉器官和视觉功能都没有发育完善,是斜视的高发病期。

(2)先天因素和产伤:先天性眼外肌发育不正常;支配眼外肌运动的神经先天性麻痹;母亲难产引起眼外肌和眼外肌神经损伤,都可出现眼球位置的偏斜。

(3)宝宝眼球特点:宝宝的眼球短小,都存在生理性远视的现象。由

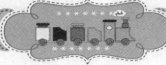
于宝宝 2 岁以后,看近物的需求逐渐增加,而且宝宝眼的调节能力很强,眼外肌收缩力很好,如果从小就有看东西太近的习惯,使两眼经常保持高度的调节,同时必然伴随过多的双眼球向内转,这最容易引起内斜视。

18. 治疗斜视的措施

斜视治疗的目的,主要是恢复双眼单视的功能,如果视功能治愈无希望,可从单纯美容角度做整形手术改善眼部外观。常用的斜视治疗措施有以下几种:

(1)非手术治疗

①矫正屈光不正。对于因近视、远视及散光等屈光不正引起的斜视,应散瞳验光,配镜矫正视力。不少因屈光不正引起的斜视者戴镜一段时间后,斜视程度明显降低,这时家长多鼓励宝宝坚持戴镜,一般坚持半年左右就可以看到斜视改善的效果。戴镜后每隔 1 年验光 1 次,及时调整眼镜的度数。

②治疗弱视。可通过一系列的弱视治疗(如常规遮盖疗法等),提高因斜视而造成的弱视眼的视力,以使两眼交替注视,从而恢复双眼单视的功能。

(2)手术治疗:经上述非手术治疗1～2年仍有斜视的宝宝,则在戴眼镜的基础上,进行眼外科手术矫正眼位,以防止弱视的发生及发展,避免头面部和脊柱的畸形。

十八、宝宝牙齿和口腔疾病的防治

1. 带宝宝看牙医的准备

带宝宝去看牙医并不是件轻松的事,家长必须做一些必要的准备。事先可告诉宝宝要带他去看医生,医生会做一些检查。如果有时间的话,家长可与宝宝先玩玩"角色游戏",家长来做医生,宝宝做小病人,家长拿着牙刷假装检查他的口腔,让他适应这种感觉;然后家长来扮演"小病人",让宝宝做医生。这样,能减轻宝宝的恐惧感。

爱心提醒:去医院时别忘了带上宝宝喜欢的玩具与食物作为奖励。

2. 乳牙摔伤怎么办

乳牙外伤多发生于1~2岁刚学会走路的幼儿。摔伤的多为乳前牙(门牙)。由于乳牙的牙根较短,幼儿牙槽骨的骨组织疏松,乳前牙外伤后多致牙齿移位、嵌入或脱位,牙骨折发生的较少。

对于宝宝外伤时乳牙出现的不同情况做不同的处理。

(1)部分脱位和移位:乳前牙在外力的作用下向外或向内倾斜移位后部分脱出牙槽窝时,可将外伤牙恢复到原位后结扎固定,一般预后较好,但日后有可能发生牙髓坏死,根尖感染或牙槽脓肿。如接近换牙期牙根已吸收 1/2 以上者可拔除患牙。

(2)嵌入性脱位:乳牙嵌入牙槽窝是乳牙外伤常见的一种类型,有时仅切端外露甚至完全嵌入牙槽窝内。如牙齿移位方向偏向腭侧,乳牙根尖倾向恒牙胚,应将乳牙拔除,以避免可能对恒牙胚产生损伤。乳牙嵌入后不应拉出复位,避免二次创伤。可观察让其自行萌出,接近换牙期的乳牙应拔除。

(3)完全脱位:不宜再植。

(4)牙冠或牙根折断:牙冠折断多已暴露牙髓,可在局麻下做活髓切断术或进行根管治疗。牙根折断可将冠部断端去掉,保留断根,可不做处理,如无感染断根可能吸收。乳牙外伤多系幼儿,如不能合作,不宜进行保守治疗,可以拔牙。一般乳前牙缺牙对于正常发育影响不大。

3. 乳牙龋并非小事

健康的乳牙可保证恒牙的正常发育和引导恒牙正常萌出。但也有不少父母认为乳牙坏了不要紧,反正最终还是要掉的,这是一个错误的认识。因为乳牙发育不正常或患龋齿会直接影响恒牙的发育,如乳牙龋

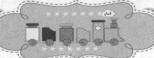

齿特别严重则会影响到乳牙牙根根尖部位,必然会影响到恒牙的发育,导致牙齿形态畸形,这可不是小事,年轻父母不能掉以轻心。一旦发现龋齿要及时请医生治疗、填补,以防继发牙髓炎、牙髓坏死或根尖周炎等较重的牙病。

值得一提的是,乳牙保护一定要从零岁开始,常见的奶瓶性龋齿一般都发生在年幼的婴儿身上,但并非仅限于用奶瓶喝奶的宝宝,即使是用母乳喂养的宝宝,如果喂奶后没有及时为他清洁口腔,导致奶中的糖分附在牙齿表面,细菌大量繁殖并产生酸性物质,造成牙齿脱钙,形成蛀蚀,时间一长甚至还可能造成严重的弥漫性腐败性龋齿。

爱心提醒:不要在宝宝熟睡时喂奶,因为这样不但容易患奶瓶性龋齿,而且宝宝意识不清很可能因口咽肌肉协调性不好而造成呛咳。

4. 为何乳牙龋也要做牙根治疗

乳牙是婴儿期、幼儿期和学龄期咀嚼器官的主要组成部分。婴幼儿时期是生长发育的旺盛期,健康的乳牙有助于消化的作用,有利于生长发育。

乳牙龋发展速度快,牙体因龋蚀会很快崩坏,在短期内会转变为牙髓炎、根尖周炎。乳牙的根尖周病会破坏其根尖周组织,导致乳牙根的破坏吸收,乳牙过早脱落影响儿童的咀嚼功能,进而影响儿童的消化功能和生长发育。同时,乳牙过早脱落不利于恒牙的萌出及恒牙牙列的形成;另一方面,乳牙的根尖周病一旦破坏了其根尖周组织,可影响其下方继承恒牙牙胚的发育,使其釉质发育不全。未经治疗的乳牙根尖周炎还常常是引起全身疾病的感染病灶。因此,乳牙一旦发生牙髓感染就应做彻底的牙根治疗。

5. 乳牙龋有哪些特点

与恒牙龋相比,乳牙龋有其特异性。

(1)发病率高、发病早:乳牙龋发病率高,7岁左右达高峰,我国乳牙龋发病率为60%~80%。乳牙萌出不久就有可能患上龋齿,发病时间早。

（2）龋齿多发、龋蚀范围广：可以是数个乳牙同时患龋齿，也常有一个牙的多个牙面同时发生龋齿。两牙相邻的部位会同时被破坏。分布有对称性，检查的时候往往一侧如磨牙相邻的部位有龋坏，另一侧相邻的部位也有龋坏，有时甚至上、下、左、右四处邻接面会同时发生龋坏。

（3）龋蚀发展速度快：牙体因龋蚀会很快崩坏，在短期间会转变为牙髓炎、根尖周炎和残冠、残根等。

（4）自觉症状不明显：乳牙龋发展快，但是自觉症状不如恒牙明显，常被家长忽视，在发展成牙髓病或根尖周病时才去就诊。

6. 乳牙龋有哪些危害

乳牙龋的危害大致可以分成两种：局部的危害和全身的危害。

（1）局部的危害

①乳牙龋病可造成多个牙齿的丧失，使相邻的牙齿向缺损处倾斜，上、下牙的咬𬌗关系改变，功能紊乱，影响颌骨及颜面的发育。

②对恒牙胚的影响。乳牙长期慢性根尖周病变会影响继承恒牙牙胚的发育，有的会引起恒牙胚囊肿，恒牙不能正常萌出。

③影响咀嚼功能。乳牙冠被破坏，或是龋齿造成乳牙脱落，使咀嚼力下降，咀嚼功能降低。

④损伤口腔黏膜。残破的牙冠和牙根，可刺激口腔软组织形成溃疡。

⑤诱发恒牙龋。龋坏乳牙与相邻恒牙之间很容易积存食物，诱发恒牙龋病。

⑥助长口腔不良习惯。患儿常因疼痛而不愿使用患侧牙齿咀嚼食物，患侧颌骨缺少生理性刺激，时间长了两侧颌骨发育会不对称。

（2）全身的危害

①影响生长发育。多个乳牙受累时，则食欲减退，消化不良，影响全身生长发育。

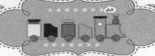

②病灶感染。龋齿所致的慢性根尖周炎称为病灶,当身体抵抗力下降时细菌转移到全身其他部位致病,如关节炎、肾炎。

③造成心理障碍。前牙的龋齿看上去很不美观,也影响发音。孩子容易产生心理压力。

由此可见,保护乳牙很重要。

7. 奶瓶龋的危害及其预防方法

(1)病因:宝宝出生后,很多年轻妈妈用奶瓶喂食。喂养的食物中含糖太多或方法不正确而引起的小儿龋齿称"奶瓶龋"。宝宝出生后到乳牙全部长出前,这一段时间母乳不足或缺乏的妈妈须用奶瓶喂牛奶或其他代乳品,如放糖太多或让宝宝躺着使奶瓶嘴直接与上前牙接触很容易发生"奶瓶龋"。

(2)危害:奶瓶龋发病早,有些宝宝不到两岁牙齿全烂光了,仅存一点牙根在牙床内。奶瓶龋一般从上前牙开始逐渐向两侧后牙发展。牙齿龋坏降低了咀嚼功能会影响全身的发育,造成面部畸形。

(3)预防:预防奶瓶龋首先要讲究科学的喂养方法。在喂代乳品时不要放糖太多,喂食时应让宝宝坐立,不要让他躺着。奶瓶嘴要放在宝宝上、下牙之间,以减少食物直接与牙齿接触的时间。喂食后应给宝宝清洗口腔,去除食物残渣和乳凝块,以防细菌发酵破坏牙齿。其次还要讲究喂食时间,一般在宝宝睡醒后为好,不要睡前喂食以免喂食后宝宝很快进入睡眠状态。因为睡眠时唾液分泌减少或停止,牙齿得不到清洁因而易发生"奶瓶龋"。

8. 乳牙龋需要治疗吗

乳牙是儿童时期的咀嚼器官,只有乳牙健康齐全才能保证食物在口腔内充分咀嚼,完成消化的第一步,这样才能保证儿童生长发育所需要的足够营养。咀嚼功能还可对面部的肌肉、颌骨和牙弓的生长发育有一定的刺激作用,从而使恒牙排列整齐,面容丰满美观。

由于恒牙胚在乳牙根下方发育,若乳牙有病,经常发炎,会影响在它下方的恒牙胚的发育,造成恒牙胚发育障碍甚至坏死,将来就长不出恒牙来了。若乳牙保护不好过早丧失可导致恒牙错位萌出。

乳牙是辅助发音的器官。发音时需要借助牙齿才能发出清楚的声音。乳牙缺失会影响儿童的准确发音。

综上所述,乳牙的作用是非常重要的。从开始萌出到完全脱落,乳牙在儿童口内要存留6～10年的时间,这一阶段正是儿童生长发育的最重要时期。因此,乳牙疾病或乳牙过早缺失会对儿童这一阶段的消化和营养都非常不利。而且乳牙生病或缺失还直接影响恒牙的健康和整个牙颌系统的发育。所以,乳牙疾病需及时到医院检查和治疗。即便在没有自觉症状的情况下,家长也应每隔半年带孩子去医院检查一次口腔,做到预防为主,早发现、早治疗。

9. 当宝宝出牙牙痛时家长如何护理

宝宝出牙牙痛怎么办? 这里有一些建议。

(1)按摩宝宝的牙床。用手指轻轻按摩宝宝红肿的牙龈会让宝宝感到舒服一点。

(2)准备冰冻、柔软的食物。如果宝宝不愿吃东西,家长可以为他准备一些布丁、奶酪等。

爱心提醒:为防止乳牙萌出期的宝宝乱抓乱咬,家长可为他准备固齿器,食用胡萝卜、苹果等有硬度的食物,但要防止宝宝一下子咬太多而噎住。

10. 宝宝吐舌癖有什么不良影响

小孩子频繁的吐弄舌头称为吐舌癖。吐舌癖可以引起牙齿萌出受阻;牙槽骨垂直发育受抑制;发音不准确等,进一步造成错拾,引起颜面部变长,口唇闭合困难并引起口腔功能障碍。

(1)为什么小孩会有这样的行为:吐舌是儿童口腔不良习惯的一种,造成吐舌习惯的原因很多,例如:①过长时间的吮指会逐渐发展成为吐舌。②有巨舌症,舌体过大。③舌系带过短使吸吮动作不能充分完成,

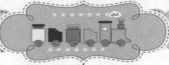
逐渐发展为吐舌。④鼻咽部的病变引起的口呼吸会直接导致吐舌。⑤乳牙因龋坏或先天缺失使牙列中存在较大间隙,舌体不由自主地向空隙伸出。有时是遗传因素。

(2)应采取的治疗措施:吐舌癖的治疗要去除不良习惯,采用功能疗法。如果失败可用舌刺帮助纠正。对于已造成错殆的宝宝,需要进行矫正治疗。

11. 宝宝乳牙反殆应何时治疗

带孩子看牙的时候,家长只注意到孩子嘴里的虫牙而忽略孩子的牙殆关系的异常。孩子牙殆关系的异常往往开始于学龄前儿童和换牙期的少年。有些是先天发育的异常,如牙瘤、多生牙等;有些是口腔不良习惯和牙病造成,这些异常是在孩子建殆后发生的,如给予适当的纠正可以避免严重错殆的出现。

最具代表的就是乳牙反殆。乳牙反殆常常是骨骼生长发育的问题,可有不良习惯或颌骨创伤造成,它分为乳前牙反殆和乳后牙反殆,乳前牙反殆俗称兜齿或"地包天",主要表现为下前牙覆盖上前牙,严重的会造成下颌前凸,颜面中央凹陷,侧面观呈镰刀样弯面型。乳后牙反殆可分为单个后牙反殆和一侧后牙反殆,单个后牙反殆可能对颞颌关节有不良的影响,而一侧后牙的反殆常常对颌骨的发育及颞颌关节有影响,不仅造成切牙中线偏斜,而且颌部也偏向患侧致使面型不对称。

总之,早期矫治乳牙反殆会减轻颜面部骨骼的畸形,也可防止反殆所导致的严重并发症,而且乳牙的反殆纠正应保持在乳牙牙根发育的稳定期,否则如果牙齿活动,会直接导致治疗失败。

12. 宝宝氟斑牙是怎样形成的

正常的牙齿在萌出后是乳白色,有光泽。但是有少数人的牙齿会发生不同程度的变色,氟斑牙就是其中的一种。它是在牙齿形成的过程中因氟的摄入量过多而引起的地方性早期慢性氟中毒的表现,严重者可有氟骨症的表现。氟斑牙俗称"黄板牙",患者常因不美观前来求医。

饮用水中的氟含量过高是影响氟摄入量和造成氟中毒的重要因素。发病年龄主要在出生后到 7 岁这段时间,恒牙处于发育和矿化时期,此时饮用了含氟过高的水会影响牙齿发育,使牙齿颜色改变,牙组织不能更好地钙化,这样会使宝宝牙萌出时的颜色和形态异常。

13. 婴儿出生后就长牙是怎么回事

正常的情况下新生儿口腔里是看不到牙齿的。但有个别的新生儿刚出生就有少数发育完好的前牙长在牙床上。其实这种乳牙在母体内就已经萌出了,是先天长出牙龈的牙齿。原来乳牙早就在牙槽骨里发育、生长和钙化。在胚胎的第四个月乳牙就开始发育。出生时,乳前牙牙冠接近发育完成,而乳磨牙牙冠的形成要到 1 周岁。有些婴儿的乳牙牙胚长在牙槽骨的表层,在牙冠发育、生长和钙化的同时就开始萌出。这种乳牙的牙冠外形与正常萌出的乳牙一样,只要不妨碍婴儿的吃奶就可以保留。有的胎儿牙齿不松动,但婴幼儿吮乳时舌系带及两侧软组织与牙齿摩擦而产生溃疡,长期不愈合,会引起婴儿哭闹不愿吸吮,此时应停止吸吮哺乳,改为用汤匙喂。但如果这种牙齿明显松动,说明根基太浅可能脱落,有吸入气管的危险,这种情况下应拍 X 线摄片,鉴别后,必要时予以拔除。

14. 宝宝的门牙为什么常会出现间隙

儿童萌出的上颌两个门牙(中切牙)之间有 1 毫米左右的间隙是正常现象,日后随着其他邻牙萌出间隙会慢慢关闭。若门牙萌出 3 年后仍有较大间隙,则应找医生矫治。

门牙之间的缝隙与以下因素有关。

(1)上唇系带位置过低:正常情况下,翻开上唇可见上唇内侧中央有一条薄而窄的黏膜皱襞附着在距牙龈乳头上 3～4 毫米处,称之为上唇系带。婴儿期上唇系带与牙槽嵴顶相连,随身体发育和牙槽嵴的增高,唇系带退缩。若唇系带退缩不好位置仍然过低时,两门牙长出后则受唇系

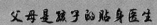 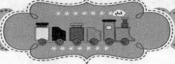

带牵拉,两颗牙齿之间便会出现缝隙。

(2)两颗牙齿之间有多余牙:多余牙齿常夹在两门牙之间或一同长出,或埋在牙床骨内。对于后者经 X 线摄片即可查出。

有上唇系带位置过低引起的中切牙缝隙,可采用手术方法将系带移位,牙缝便可慢慢闭拢。由多余牙齿引起的缝隙,应根据具体情况拔除多余牙齿后再行矫正治疗。

15. 孕妇服药会影响宝宝的牙齿发育吗

妊娠期妇女最好不用或少用药物,必须用药时应在医生指导下使用。因为几乎所有药物均可通过胎盘进入发育中的胎儿循环,而许多药物可致畸形。例如,一些镇静催眠药和激素,如氯氮䓬、地西泮、苯妥英钠、泼尼松、可的松等可引起胎儿唇裂或腭裂。四环素类药物,如四环素、土霉素等则可引起牙齿内源性色素沉着。颜色的轻重与服药剂量和时间有关,用药量越大变色越重,用药时间越长,牙冠变色范围越广。妊娠 5 个月以上的妇女服用四环素药物后,婴儿的乳牙即可着色。而恒牙的四环素着色主要是在婴幼儿时期服用四环素类药物后造成。乳牙和恒牙最容易受影响的时期是从胎儿 4 个月至 7 岁左右,因此孕妇和儿童必须禁用四环素类药物。

16. 宝宝生病会影响牙齿发育吗

恒牙胚均在胚胎 4 个月即发生,除第一恒磨牙出生时有少部分牙尖钙化外,其余的恒牙胚均在出生后开始钙化,到 7～8 岁除第三磨牙外,所有牙冠才钙化完成,恒牙的牙根也要等到牙齿萌出后 3 年才能完全形成。

婴幼儿期是恒牙基质形成和钙化的关键时期,轻度的全身障碍也可能使其受到影响。许多患过热性病或代谢病的儿童,釉质发育不全的发病率较高,如小儿麻疹、猩红热、肝炎、半乳糖血症、苯酮尿症等先天性代谢障碍及肠道疾病等。

轻度釉质发育不全表现为釉质形态正常,无实质缺损,牙面横纹明显,釉质呈白垩色不透明状。重度釉质发育不全釉质有实质性缺损,表面呈带状、窝状,严重者整个牙面呈蜂窝状甚至无釉质覆盖。

由于釉质发育不全是既往牙齿发育状态的记录,根据各牙发育期先后不一和釉质发育不全的部位可以推断全身性发育障碍所发生的时间。釉质发育不全是牙齿发育过程中儿童机体障碍引起的,而不是当前儿童身体状况的反映。

17. 哪些原因引起乳牙早失

每个人都有两副牙齿,即乳牙和恒牙。大约从6岁开始乳牙逐渐脱落,恒牙相继萌出。换牙期为6~12岁,乳前牙在6~8岁时替换。乳尖牙及磨牙在9~12岁时替换。乳牙在正常换牙时间范围之前缺失即为乳牙早失,一般来说指提前1年以上。

乳牙早失主要是由以下原因造成:龋坏严重、炎症、恒牙异位萌出、牙齿外伤、先天牙齿缺失等。

(1)龋坏严重无法保留而拔除:龋坏严重的只剩残根;龋齿会引起慢性根尖炎症,根周牙槽骨吸收多,病灶大与其下恒牙胚之间无硬骨板相隔,无法通过治疗而保留;炎症影响恒牙胚发育。

(2)炎症:炎症导致乳牙牙根过早吸收。

(3)恒牙异位萌出:常见于上颌第一恒磨牙。由于第一恒磨牙向前倾斜萌出压迫第二乳磨牙的牙根,使牙根吸收导致其松动脱落。

(4)牙齿因外伤脱落或拔除:儿童大多活泼好动,容易发生碰伤,跌伤。而乳前牙的牙根较短受到外力撞击后易移位或脱出,并常伴有牙槽骨骨折。因乳前牙牙冠较短,不易固位,较难结扎固定,而且乳前牙的牙根短,固位力差,如移位多拔除。

(5)先天牙齿缺失:如"外胚叶发育不全综合征"是一种遗传性疾病。

18. 宝宝出现乳牙早失怎么办

一旦儿童出现乳牙早失,家长应带孩子到儿童口腔专科门诊就诊检

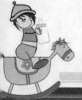

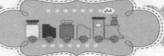
查,拍片确定恒牙胚发育情况。乳牙早失后可引起邻牙倾斜移位,对颌牙过长,使得缺牙间隙变小,造成恒牙萌出困难或拥挤。还可以引起恒牙早萌,尤其是乳牙有慢性根尖炎症。早萌的恒牙牙根未发育,咬硬物时可导致其松动,甚至脱落。过早萌出的恒牙表面釉质发育不成熟,钙化差,易患龋。因此,需做间隙保持器以维持缺牙间隙,或用阻萌器防止恒牙过早萌出。

19. 牙釉质发育不全是由什么原因造成的

釉质发育不全与下列因素有关。

(1)全身营养失调:特别是钙、磷、维生素 A、维生素 D、维生素 C 的不足或缺乏。

(2)全身疾病:小儿的发疱性疾病,如水痘、猩红热可使造釉细胞发育发生障碍,严重的消化不良也可成为釉质发育不全的原因。孕妇患风疹、血毒症或服用药物可使胎儿在此期间形成的釉质发育不全。因乳牙的釉质钙化是从孕期到出生 1 年内发育完成,恒牙胚的钙化大部分都是在孩子出生后到 3 岁之间发育完成。因此,孕期和婴幼儿期的疾病容易导致釉质发育不全。

(3)乳牙的根尖周感染:当乳牙根尖周炎反复发作时,乳牙根或根尖部分的牙槽骨在炎症细胞的作用下吸收,与其下正在矿化的恒牙胚相接触,影响继承恒牙表面釉质的矿化造成釉质发育不全。

(4)乳牙的牙外伤:乳前牙常见。恒切牙的牙胚位于乳牙的腭侧与乳牙的根尖部很接近,乳牙外伤致冠折露髓或日后牙髓坏死引起的根尖部炎症可影响恒牙胚。严重的外伤如牙齿嵌入性移位也可能影响恒牙的发育。

(5)遗传因素:家族中几代成员连续出现釉质发育不全的患者。釉质发育不全是牙齿发育受到障碍留下的记录,不是患儿现在的健康状况。所以,对患儿现在再补充钙和维生素已经无治疗意义。重要的是孕期及婴幼儿时期的保健可预防釉质发育不全的发生。

20. 宝宝"上火"引发的疾病

宝宝"上火"会引发多种疾病。

(1)口角炎：俗称"烂嘴角"，多因维生素 B_2 和锌缺乏引起。如果伴有细菌或真菌感染时就更容易出现嘴角干裂、糜烂、疼痛。

(2)鹅口疮：又称"雪口"，是由白色念珠菌引起的最常见的婴幼儿口腔病。在口唇、舌及颊黏膜均可见到大小不等的疱疹，周围有红晕，破溃后形成溃疡，有黄白色纤维素分泌物覆盖；有些宝宝不肯吃奶、吃饭、喝水，哭闹不安，大一点儿的宝宝会说口腔疼痛；有的宝宝伴有发热、精神委靡等症状。

(3)上呼吸道感染：宝宝上火是引发上感的导火索，这是因为咽喉部的干燥会导致宝宝抵抗力下降。若受到鼻病毒等感染就会发生上感，出现发热、打喷嚏、流鼻涕、鼻塞、咳嗽等症状。宝宝的鼻腔被浓稠鼻涕阻塞时会出现呼吸困难。一般较轻的在数天内即可自愈，而重症宝宝高热可持续达 1 周。若继发细菌感染，可引起气管炎、支气管炎、肺炎等。病菌还可以通过血液循环向全身播散，导致败血症及其他化脓性疾病。

(4)鼻出血：春天，尤其是早春 2 月，气候比较干燥、寒冷，宝宝上火后引起鼻黏膜干燥，导致黏膜下小血管破裂而流鼻血。

(5)急性喉炎：由于宝宝喉腔狭小，声门下软骨柔软疏松，黏膜内血管和淋巴管丰富。一旦上火，咽喉出现炎症时易发生喉头痉挛性水肿，进而导致喉梗阻。宝宝吸气性呼吸困难，鼻翼翕动，声音嘶哑，咳嗽时发出"空空"的声音，面色苍白，口唇青紫，严重者可出现三凹征(即呼吸时，在锁骨上窝、胸骨上窝、肋间隙及剑突下窝处出现凹陷)，甚至昏迷。如不及时抢救会因窒息而死亡。

(6)急性中耳炎：与成年人相比，幼儿的咽鼓管位置呈水平状，且较宽、直、短。上火或感冒后鼻涕增多，当咽喉部有炎症时，鼻咽部的细菌或病毒容易通过咽鼓管侵犯中耳，引起急性化脓性中耳炎。有些宝宝会伴有发热、畏寒、呕吐、腹泻等症状。周岁以内的宝宝会哭闹不休、烦躁、

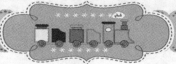
抓耳、不吃奶等。2～3岁的宝宝会指着耳朵说痛。

（7）百日咳：宝宝上火后咽喉干痛，呼吸道黏膜易受到百日咳杆菌的入侵而发病。初期出现低热、流涕、打喷嚏、咳嗽等上呼吸道感染症状；7～10天后转入痉咳期，表现为阵发性痉挛性咳嗽，发作日益加剧，每次阵咳可达数分钟之久，咳后伴一次鸡鸣样长吸气，若治疗不善，此期可长达2～6周；恢复期，阵咳渐减到停止，约有2周或更长。有的病程可达2～3个月，故有"百日咳"之称。

21. 宝宝"上火"引发疾病的防治方法

（1）口角炎的防治办法

①发现宝宝口唇发干时，可涂宝宝唇膏，保持唇部黏膜的湿润。

②耐心说服宝宝不要用舌头去舔口唇，更不能用脏手搔抓。

③让宝宝吃些谷类、新鲜水果、绿叶蔬菜、蛋黄、动物肝脏、肉类、豆制品、贝类等富含B族维生素和锌的食物。

（2）鹅口疮的防治办法

①重视宝宝的口腔卫生，对周岁内幼儿，妈妈可用干净纱布蘸温开水清洗口腔。周岁后的宝宝要学会自己刷牙，饭后漱口。

②妈妈在喂奶前要用干净湿毛巾擦洗乳房。宝宝用的奶瓶、碗勺等，每日要煮沸消毒。

③可用2％～5％碳酸氢钠液、2％硼砂溶液清洗口腔，每日3次，或用西瓜霜或锡类散喷患处。

④因服用抗生素引起的鹅口疮，可用制霉菌素混悬液每日3次涂拭患处。

（3）上呼吸道感染的防治办法

①家长要根据天气变化来为宝宝增减衣服，防寒保暖，以免受凉感冒。

②多带宝宝到户外活动，增强机体的抵抗力和对气候变化的适应能力。

③宝宝发生上感后不要滥用抗生素，可请中医诊治。依病情用清热

解表、润肺止咳等药物。并注意让宝宝休息好，多喝白开水，饮食以素淡流质为宜。

（4）鼻出血的防治办法

①经常给宝宝剪指甲，及时纠正宝宝抠鼻孔的坏习惯。

②室内可放一盆水或使用加湿器，防止室内空气过于干燥。

③平时不要给宝宝吃过多的巧克力、曲奇饼干、开心果及油炸、煎烤等易上火的零食。

④饮食宜清淡富含营养，要常吃些新鲜蔬菜和水果，让宝宝多喝白开水。

⑤每天用芝麻油涂抹宝宝鼻前庭部位，可防止鼻腔黏膜干燥。

（5）急性喉炎的防治办法

①宝宝患了感冒要及时治疗，以免引发急性喉炎。家长发现宝宝声音嘶哑时切勿掉以轻心，应及早带宝宝去医院看耳鼻咽喉科。

②若是因急性喉炎并发喉梗阻须立即住院治疗，给予吸氧，气管插管，静脉输入地塞米松和抗生素等。

（6）急性中耳炎的防治办法

①给宝宝洗头或淋浴时不要让水进入耳朵内。

②鼻腔分泌物较多时不要捏住两侧鼻孔擤鼻涕，以免鼻涕和细菌经咽鼓管进入中耳而引起急性中耳炎。正确的方法是，压住一侧鼻孔轻轻擤鼻涕然后换另外一侧。

③得了急性中耳炎后，切忌给宝宝乱用滴耳药，应到医院请耳鼻咽喉科医生治疗。

（7）百日咳的防治办法

①及时给宝宝接种"白百咳"疫苗。

②不要带宝宝去人群拥挤的公共场所或病儿家串门。

③一旦宝宝患了百日咳要及早看医生，对宝宝进行隔离治疗，防止传染其他宝宝。

22. 宝宝牙痛怎么办

宝宝牙痛的病因有多种，常见的有四种情况。

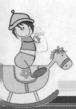

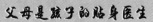
（1）外伤。宝宝意外摔倒碰伤牙齿是常有的事，有时则是进食时咬到砂石、骨头，使牙齿出现创伤性根尖周炎引起疼痛。如果牙齿仅是有点松动只需吃点消炎药，进软食让宝宝牙齿休息1周即可；如果牙齿已摔断，就需请医生在麻醉下抽出暴露的牙神经后补牙或拔牙。

（2）不吃饭不牙痛，一吃饭就牙痛，尤其吃冷吃热时疼痛加重。这一般是牙齿上有深龋洞了，必须去口腔科进行治疗。洞浅的补好就行，重者需将牙神经失活后再补牙。

（3）牙痛呈现无诱因的阵发性剧痛，宝宝即使不吃东西时也一阵阵地哭闹，常常感到整个一边牙都痛，指不出哪一颗具体的牙痛来，夜间加重，往往一夜哭闹不肯躺下，这是典型的牙髓神经发炎。遇到这种情况，任何镇痛药都难以奏效，只有马上带宝宝到口腔科让医生用牙钻把牙磨开，再放上一点消炎止痛药才能镇痛。不过这样的牙不痛后还要失活补牙，需多次就诊治疗。

（4）宝宝的牙齿持续疼痛，不治疗会逐渐加重，同时出现牙龈红肿、牙齿浮动，重者脸肿，颌下淋巴结也肿大，出现发热症状，这是牙根尖周围发炎，有时发展成化脓性炎症。这样，就必须请医生将患牙磨开，将脓液引出来，口服或肌内注射抗生素，反复换药直至炎症彻底消除，才能最后补牙。

另外，牙痛不要乱吃药，总是服用镇痛药是有害的。不让6岁前的宝宝吃四环素类药物（如四环素、土霉素等）；轻者可服复方新诺明，重者肌内注射青霉素。

龋病可以预防，不少欧美国家宝宝龋齿患病率已从过去的80％以上下降至10％左右。主要是让宝宝少吃甜食，尤其在睡觉前不能吃甜食。3岁开始刷牙，早、晚各1次，最好从出生起，每半年到口腔科进行牙齿保健检查治疗1次，在牙齿无洞时进行防龋处理，当牙齿出现小洞时马上补牙，不要等牙齿坏到剧痛难忍时才重视。

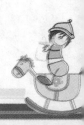

十九、宝宝贫血怎么办

1. 什么是宝宝贫血

贫血是指人的血液中单位细胞容积内红细胞数和血红蛋白量,或其中一项明显低于正常。人体中的血红细胞数和血红蛋白量随年龄的增长而有差异。根据世界卫生组织的标准,6个月至6岁小儿血液中血红蛋白低于110克/升,6～14岁小儿血液中血红蛋白低于120克/升则判定为贫血。

2. 为什么宝宝体内会发生红细胞破坏

在母体内的胎儿没有肺的呼吸运动,胎儿的造血器官必须产生更多的红细胞和血红蛋白来携带氧气才能满足胎儿生长发育的需要,因此胎儿出生时的血红蛋白可达190克/升以上。出生后婴儿肺呼吸运动开始,红细胞携带氧的能力明显增强,不再需要胎儿时期那么多的红细胞了,机体便"指示"骨髓减少红细胞的生成;而此时胎儿时期生产的红细胞也开始破坏;再加上出生后的3个月是婴儿生长最快的时期,血液容量的增加大于红细胞生成量的增加,原有的红细胞浓度被稀释。

因此,出生后1周内血红蛋白逐渐下降,一般要到8周后方才停止,出生后2～3个月血红蛋白可降至90～110克/升,这种正常生理变化引起的短暂贫血状态称为生理性贫血。在血红蛋白下降过程中,机体又"指示"骨髓逐渐增强造血能力,一般在半岁左右血红蛋白回升至正常水平,达到120～160克/升。

3. 为什么宝宝会出现生理性贫血

宝宝出生后建立肺呼吸,动脉血氧饱和度由45%增至95%,骨髓造

125

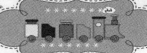
红细胞的功能明显下降,红细胞生成素由胎内的高水平降低到极低水平,红细胞增生明显减少。胎儿血红蛋白的红细胞寿命短,小儿出生后被大量破坏。出生后3个月内是小儿体重增长最快的阶段,血容量迅速扩充,红细胞被稀释。婴儿发生生理性贫血后一般无须治疗,家长亦不必过于紧张。正常婴儿8周以后血红蛋白下降至100～110克/升。这时血中红细胞生成素的浓度再一次增高,刺激骨髓,使其造血功能恢复正常,因生理性贫血而下降的血红蛋白又可恢复正常。

4. 生理性贫血需要治疗吗

这种贫血是人类生长发育过程中出现的一种生理现象。主要表现在婴儿出生后1～8周以内,所以又称为"婴儿生理性贫血"。

生理性贫血是婴儿生长发育过程中出现的正常现象,无须治疗。但喂养的食物中必须富含造血需要的物质,如母乳喂养、给予相当年龄阶段的配方奶,对早产儿及时添加含维生素E和叶酸及含铁质等食物,这样才有益于机体造血功能的恢复。

5. 宝宝缺铁的主要原因

(1)宝宝对铁的需求量增加而摄入量相对不足:婴幼儿生长速度很快,正常婴幼儿出生后5个月体重增加1倍,1岁时增加2倍。婴幼儿在4～6个月后体内储存的铁已经消耗殆尽,如仅以含铁量少的母乳喂养可导致缺铁性贫血。育龄妇女由于妊娠、哺乳,铁的需求量增加,加之妊娠期消化功能紊乱,铁的摄入和吸收不佳也极易导致贫血。

(2)铁吸收障碍:动物性食品中的血红蛋白铁可以直接以卟啉铁的形式被人体吸收,非血红蛋白铁的吸收取决于胃肠道的溶解度等因素,多种因素可阻碍铁的吸收。

6. 什么是缺铁性贫血

缺铁性贫血由体内缺铁影响血红蛋白的合成所引起,是目前世界上比较普遍的问题,尤见于婴幼儿及生育年龄妇女。据统计,我国近40%

的学龄儿童和托幼儿童患有不同程度的贫血。

营养性巨幼红细胞性贫血是由于各种因素影响维生素 B_{12} 及叶酸的摄入与吸收,造成营养性巨幼红细胞性贫血。维生素 B_{12} 和叶酸都在核酸代谢中起辅酶的作用,如果缺乏则导致代谢障碍,影响原始红细胞的成熟。常发生于未加或者少加辅助食品、单纯以母乳喂养、淀粉喂养的婴儿或反复感染及消化功能紊乱的小儿。维生素 B_{12} 缺乏可引起巨幼红细胞性贫血和神经系统的损害;叶酸缺乏除引起巨幼红细胞性贫血外还有舌炎、口炎性腹泻等。

7. 宝宝缺铁性贫血有什么影响

铁(Fe)在机体代谢中起重要的作用。铁在食物中的吸收率不高易导致缺乏。铁在机体中参与氧的运载、交换和组织呼吸过程。铁缺乏可导致缺铁性贫血,严重者免疫功能下降。缺铁性贫血是宝宝常见病,多发病。不仅影响宝宝生长发育,而且能诱发一些感染性疾病。因此,应及早发现并纠正宝宝缺铁性贫血,以防止疾病的发生。

一般情况下,医生都会根据宝宝检查的血常规去确定是否患有贫血。然而要找出缺铁的原因需要很多检验项目,如血清铁蛋白、转铁蛋白和铁、骨髓涂片、铁染色等。尽管上述检验对临床有一定参考价值,但操作起来烦琐,费力,不能推广使用。更主要的是由于转铁蛋白和铁的相对不敏感及变化无规律性,因此这些检验大部分仅是作为参考。

经研究发现:一些缺铁性贫血宝宝的手指血常规中血红蛋白110～120克/升,属正常范围。宝宝缺铁性贫血的症状:面色苍黄或苍白,皮肤苍白,口唇及睑结膜色淡,头发稀黄,食欲缺乏,精神差,不爱活动,易疲劳等,血红蛋白低于正常指标。抗病能力差,容易感染其他疾病,甚至影响到智力和学习。对年龄稍大的宝宝来说,会有一些其他表现:对周围事物淡漠,不感兴趣,上课时注意力不集中,记忆力减退,偶有性格改变,见到爸爸妈妈也没有高兴的样子。对这些宝宝,经检查发现他们的转铁蛋白受体升高,这就说明宝宝的体内由于铁的平衡代谢缘故,动用了大

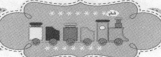
量的储存铁,使转铁蛋白受体携带大量的铁来供应细胞及合成血红蛋白、肌红蛋白、细胞色素等原料。造成缺铁。

专家提醒:判断宝宝是否缺铁,可以去医院为宝宝检测血红蛋白,获得确切的数据,再由医生判断宝宝是否应该用铁剂进行补铁。

8. 缺铁性贫血与饮食不当有关吗

宝宝发生缺铁性贫血多半是饮食不当引起的。怀孕后期胎儿从母体内得到足够的铁,储存在肝脏,以供出生后4~6个月内使用。如果4个月后宝宝不及时添加辅食,宝宝从奶粉或母乳中摄取的铁不能维持正常需要时就会出现缺铁性贫血。

(1)贫血的信号

①当宝宝出现烦躁不安、精神不振、注意力不集中、不爱活动、反应迟缓、食欲减退及出现异食癖等现象时,应及时找儿科医生检查。

②如果宝宝的口唇、口腔黏膜、甲床、手掌、足底变苍白,更应引起重视,尽快去医院诊治。

(2)特别提醒的是:一旦经医生诊断为缺铁性贫血,在积极治疗的同时要注意改善宝宝饮食结构,及时添加含铁量丰富的辅食,如蛋黄、鱼、肝泥、肉末、动物血、绿色蔬菜、豆腐等。一般来说,动物性食物中铁的吸收利用率要比植物性食物高。

9. 母乳喂养会导致宝宝贫血吗

母乳是婴幼儿最好的食物,世界卫生组织提倡在6个月以前实施纯母乳喂养。母乳的消化吸收率虽然很高但含铁量很低,母乳100克含铁量一般不超过0.5毫克,而配方牛奶(粉)100克含铁量可达到9毫克。因此,纯母乳喂养时间越长,儿童缺铁性贫血的可能性就越大。富含铁元素的配方牛奶(粉)可有效防止儿童缺铁性贫血,添加肉类等富含铁的动物性蛋白也可补充婴儿的铁营养。

(1)母乳喂养导致婴幼儿缺铁性贫血的原因

①母亲本身贫血,自身的身体状况造成孩子贫血。

②孩子到了该添加辅食的时候(一般是4~6个月)仍然只吃母乳、添加辅食量较少或添加不得当会造成缺铁性贫血。婴幼儿生长速度很快,正常婴幼儿出生后5个月体重增加1倍,1岁增加2倍。婴幼儿在4~6个月后体内储存的铁已经殆尽,如果仅以母乳喂养,或者给婴幼儿食用非婴幼儿配方的奶粉或辅助食品(比如只给孩子喝粥)可导致缺铁性贫血。

③由于妈妈很难判断宝宝每次进食的量,如果宝宝长期没有吃饱也可能造成贫血。

④某些因素会影响铁吸收,比如补钙过多会影响铁吸收。

(2)缺铁性贫血的喂养原则:母乳是婴儿最佳的食物,在6个月以前应当尽可能母乳喂养,在母乳不足或者不能喂养母乳时,特别是在婴儿4个月以后,应当及时添加适合婴儿食用的配方食品,或添加蛋黄、牛肉、猪肉、鸡肉、鱼肉和血红蛋白等含铁丰富和吸收好的动物性食物。

10. 饮食纠正宝宝贫血的方法

妈妈们可能会有这样的疑惑:宝宝每天喝牛奶、吃鸡蛋,为什么还是会贫血呢? 牛奶、鸡蛋虽然营养丰富,但是含铁量却比较低。如果不与其他食物搭配,自然是不能满足宝宝每日铁的需求量。在这种情况下发生贫血也是很自然的。

牛奶中蛋白质、碳水化合物、脂肪及各种维生素的含量都比较高,尤其是钙含量极其丰富。鸡蛋也是营养丰富的食品,含蛋白质、脂肪、卵黄素、卵磷脂、多种维生素和铁、钙、钾、镁、钠、硒等多种矿物质。这也是蛋和奶营养丰富的原因。

只是美中不足的是,牛奶和鸡蛋中含铁的量相对较少,每100克鸡蛋含铁量仅2.7毫克,而每100克牛奶含铁量更低,仅0.1毫克,而且这两种食物的铁吸收率非常低,都不高于3%。这对于正在长身体的宝宝来说是远远不够的。如果每日不补充含铁丰富的食物,宝宝就会因为缺铁而导致缺铁性贫血。

宝宝新陈代谢比较旺盛,铁的需要量相对增加,宝宝的需铁量每日

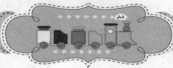

为1～2毫克,宝宝每日需要摄入含铁多的食物。因此,就需要妈妈通过膳食调整来满足宝宝对铁的需要。

动物的内脏含铁量较高,100克猪肝含铁量25毫克,同样重量的牛肝中含铁量9毫克,鸡肝8毫克。海产品、黑木耳含铁量也较高,每100克黑木耳含铁量185毫克,海带含铁量150毫克。此外,绿色蔬菜、水果、豆菜等也是铁元素的重要来源。这些食物不但含铁量高,而且吸收率也高于蛋、奶。猪肝、猪肉的吸收率均为7%。

适当服用维生素C也可促进铁元素的吸收。此外,采用铁锅、铁铲烧菜,不要用铝锅,因为铝会阻碍人体对铁的吸收。

11. 补铁剂小贴士

对于患有缺铁性贫血的宝宝来说,适当的服用一些铁剂是有益的。关于铁剂,家长们要注意以下几点。

(1)补铁剂不宜放置过久。因硫酸亚铁是二价铁,放置过久,存贮不当,二价铁可氧化成三价铁而影响疗效。

(2)补铁剂不宜在饭前服用。铁剂对胃黏膜有刺激,饭前服,使人难以耐受,因此宜饭后服。

(3)补铁剂不宜与茶、牛奶、咖啡同服。因牛奶含磷高,会影响铁的吸收。茶和咖啡中的鞣酸可使铁的吸收减少75%。宜用温开水送服。此外,还不宜与四环素类药物同时服用。

(4)补铁剂不宜过量服用。补铁剂药片、药丸外面包有糖衣,易被宝宝吞服。但如果用量较大,会刺激胃肠黏膜,引起腹痛、腹泻等症状,严重者可发生昏迷,甚至死亡。

(5)服用铁剂时可加服维生素,以促进铁的吸收。

(6)服用铁剂后会使宝宝的大便变黑,这是正常现象,停药后会消失。

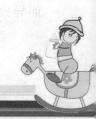

二十、宝宝呼吸障碍的防治

1. 什么是呼吸抑制症

分娩后,如果新生儿没有立即出现自主呼吸或呼吸出现后又停止,生命便处于垂危状态。呼吸系统的障碍导致缺氧和血液及机体中的二氧化碳潴留,从而影响心脏和循环功能及中枢神经系统的活动。新生宝宝出现呼吸抑制症的原因有如下几种情况。

(1)母亲的疾病,如心脏病、肺病和严重贫血。

(2)母亲应用过多的宫缩药物导致子宫剧烈的、持续性的收缩。

(3)母亲使用过多的麻醉药或含吗啡的药物,致使婴儿的呼吸中枢受到抑制。

(4)脐带脱垂、脐带绕颈或胎盘过早脱落导致胎儿围生期缺氧。

(5)分娩时脑出血或早产儿的呼吸中枢功能不全,呼吸功能减弱或障碍。

(6)早产儿和剖宫产儿的肺扩张不全(肺不张)。

(7)透明膜的形成使氧气交换受阻。

(8)分娩前或在分娩过程中胎儿吸入了羊水或胎粪。

(9)胎儿心脏有严重先天性畸形,静脉血液进入动脉系统。

(10)新生儿急性失血。有呼吸障碍的新生儿面色发青或苍白、急性缺氧的症状还表现为皮肤青紫(发绀)。患儿呼吸呈抽泣样且无规律,心动变缓但有力;防御性反射尽管很弱但仍存在,肌张力也未消失。

2. 宝宝呼吸障碍的危害

出现严重的呼吸障碍和较长时间的抑制状态后,常会发生脑损伤后遗症。孩子的身体和智力是否发育正常,需 6 个月至 1 年后才能断定。

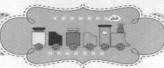

未成熟早产儿的脑部损伤,在头几年还无法辨认,到上学年龄才出现多动、精力不集中、行动笨拙、学习困难、行为失常和其他偏离正常发育的症状。

所有有危险的婴儿从出生之日起就应由专科医生进行定期监护,每隔4周左右就应进行一次身体和精神发育情况检查。

3. 怎样治疗呼吸抑制症

对呼吸抑制症的治疗目的是要激发并保持呼吸活动,消除缺氧,并尽可能地使血液的过度酸化得到纠正和平衡。有时,只要吸净上呼吸道分泌物患儿就可恢复自主呼吸,很快改善其供氧情况。如果这种措施还不能完全解决缺氧问题,就应借助于人工呼吸机进行辅助呼吸,所需氧气的浓度根据验血结果而定。使用氧气与用药一样,过量和不足都会对身体造成伤害。可采用经皮测氧仪对血氧饱和度进行动态监测,隔一段时间还要做血气分析。

如果新生儿处于呼吸抑制状态,如皮肤苍白,呼吸停顿或抽泣样呼吸,几乎听不到心脏的跳动,婴儿软弱无力,失去反射能力,除进行人工呼吸外还须采取其他治疗措施。

二十一、宝宝泌尿生殖系统疾病的防治

1. 宝宝刚出生睾丸大是怎么回事

睾丸有点大可能是睾丸鞘膜积液或是小儿疝气,最好到医院检查一下。

疝气又名小肠气,是腹内脏器由正常位置经腹壁上孔道或薄弱点突出而形成的包块,可能在出生后数天、数月或数年后发生,通常在小孩哭闹、运动、排便后,在腹股沟处有一鼓起的块状物。如果疝气太严重会压迫睾丸和精索,对睾丸的发育产生影响。疝气的治疗只有手术治疗一种方式而且愈快愈好,因为有可能肠子或其他腹腔内容物卡在疝气囊内造成坏死。

2. 宝宝睾丸鞘膜积液是怎样产生的

宝宝睾丸鞘膜积液是由于腹鞘膜突在出生前后未能闭合而形成一个鞘膜腔,它导致液体的积聚、扩张而形成梨形的腔囊。部分先天性鞘膜积液患者因鞘膜腔与腹膜腔有相通的管道而形成交通型的鞘膜积液,表现为液体能随体位的改变从鞘膜腔来回流动,临床常出现阴囊时大时小的变化。

长期的鞘膜积液因张力大而对睾丸的血供和温度调节产生不利的影响,严重的可能引起睾丸萎缩。如果积液严重影响双侧睾丸,很可能影响宝宝将来的生育能力。但宝宝的生长变化快,随着淋巴系统的发育完善,大多数患儿的鞘膜积液能自行吸收。重要的是注意观察或采用卧床休息、阴囊托带固定、局部湿热敷等方法促进积液的吸收。

3. 宝宝鞘膜积液的治疗

鞘膜囊内积聚的液体超过正常量而形成囊肿者称为鞘膜积液,它是一种常见疾病,可见于各种年龄。

(1)鞘膜积液的不同类型:睾丸鞘膜积液的睾丸固有鞘膜内有积液为最多见的一种。可分原发性和继发性,前者原因不明,后者由炎症、外伤、肿瘤、丝虫病等引起,鞘膜积液可为浑浊、血性或乳糜状。

(2)鞘膜积液的临床表现:本病为阴囊内有囊性肿块。少量鞘膜积液无不适,常在体检时被偶然发现。积液量较多,于直立位时牵引精索引起钝痛和牵扯感。巨大睾丸鞘膜积液时阴茎缩入包皮内,影响排尿、行走和劳动。

(3)鞘膜积液的治疗:婴儿的鞘膜积液常可自行吸收消退,不需手术治疗。成年人较少的鞘膜积液无任何症状,亦不需手术治疗。穿刺抽液

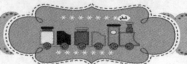
的疗效不好,抽净积液后往往迅即复发。较大的鞘膜积液伴有明显症状者应行鞘膜翻转术,即切除多余的壁层鞘膜,将切开缘翻转缝合于精索后。术中要注意止血,术后加压包扎阴囊,防止形成血肿。精索鞘膜积液是将积液囊全部切除。交通性鞘膜积液应切断通道,在内环处高位结扎鞘突。

继发性鞘膜积液在必要时可行诊断性穿刺,了解积液的性质。若为损伤性积血,使用止血药和抗生素,积血较多时应手术取出血块,结扎出血点;如发现乳糜状积液找到微丝蚴者,除口服枸橼酸乙胺嗪(海群生)治疗血丝虫感染外,局部手术方法与睾丸鞘膜积液相同。

4. 什么是宝宝疝气

小儿疝气即小儿腹股沟疝气,俗称脱肠,是小儿泌尿科最常见的疾病。在胚胎时期腹股沟处有一腹股鞘状突,可以帮助睾丸降入阴囊(男性)或子宫圆韧带的固定(女性)。有些小孩出生后此鞘状突关闭不完全,导致腹腔内的小肠、网膜、卵巢、输卵管等进入此鞘状突即成为疝气;若仅有腹腔液进入阴囊内即为阴囊水肿。

(1)疝气一般发生率:为1%～4%,男孩是女孩的 10 倍,早产儿则更高而且可能发生于两侧。

(2)婴儿疝气的症状:疝气可能在出生后数天、数月或数年后发生。通常在小孩哭闹、运动、排便后在腹股沟处有一鼓起块状物,有时会延伸至阴囊或阴唇;有可能在卧床休息或睡觉后自行消失。严重者会腹痛、恶心、呕吐、厌食或哭闹不安。

(3)婴儿疝气的治疗:手术是小儿疝气最好的治疗方法。一般皆以全身麻醉,采高位结扎的方法,手术安全且时间不长。若有疝气发生宜早日治疗,以免疝气囊之内容物发生嵌闭,增加手术的困难与生命的危险。至于阴囊水肿则可观察至 1 岁,若无消失再行手术治疗;必须小心追踪检查,注意疝气形成的可能性。

手术后注意事项:

①除有特别医嘱。返家后饮食及活动如常,但尽量避免过度用力。

②如有呕吐发生，应暂时禁食四小时。

③伤口疼痛可依处方服用镇痛药。

④伤口如有出血、红、肿、热、痛、有渗出液、高热请即回医院诊治。

⑤伤口表层仅用美容胶布、纱布及透明膜覆盖，内层则以羊肠线缝合，能自行吸收，不须拆线。

⑥手术后4天内伤口不可以沾水。5天后可照常洗澡，6天后小心撕去透明膜同时拆除纱布即可。

⑦有任何问题请即回医院治疗。

5. 什么是宝宝隐睾

约有3％刚出生婴儿有隐睾，而早产儿则高达30％。不过大多数在出生数月内或1年左右，睾丸在内分泌因素的作用下又可降入阴囊，此时的发病率降低为0.8％。

为了保障生育能力，隐睾要早期治疗，可于5岁以内施行外科手术治疗。关键是去医院查清楚。

真正的隐睾症是指宝宝出生后双侧或单侧睾丸没有下降到阴囊里的一种畸形状态。

睾丸是胚胎在母体内第六七周时开始形成的，当胚胎发育到3个月时睾丸仍位于腰部脊椎两侧，腹膜后肾脏的下方。随着胚胎的发育逐渐下降，在第六、七个月时降至下腹部的腹股沟管，于第九个月时通过腹股沟管下降至阴囊内。

有些儿童的睾丸只能在阴囊的上方或腹股沟部摸到，称为假性隐睾或异位睾丸。如果睾丸位置过高，完全停留在腹腔内，可能就摸不到睾丸了，这就是所谓真性隐睾或睾丸下降不全，后者占隐睾的15％～25％。那些睾丸虽已下降，但有时却又像捉迷藏一样缩回腹腔或腹股沟内，并再回到阴囊内的游离睾丸，并非真正的隐睾。

一般来说，单凭一次检查就想诊断出是哪种类型的隐睾是不大容易的。这是因为，无论是儿童还是成年男子，其睾丸的位置往往有很大变化，随着温度变化、恐惧、精神紧张等因素的影响，睾丸可以缩到靠近腹腔附近。所以,一个健康男子的睾丸也会出现类似隐睾的症状。就像开头时提到的,在洗澡时容易进行判断,因为这时在温热的洗澡水中睾丸容易自然而然地降到阴囊末端。如果这时进行详细检查就会得出比门诊单纯检查时更为明确的诊断。

6. 宝宝为什么会隐睾

睾丸下降过程受人体内分泌系统的调节。胎盘分泌的绒毛膜促性腺激素,刺激胚胎睾丸产生睾酮,并在有关酶的作用下,使睾酮转化为双氢睾酮,从而促使睾丸下降。因此,若母亲在妊娠期间滥用雌激素或孕激素就会使胎儿睾丸分泌的雄激素不足,类似的各种生殖内分泌原因均可造成上述几种激素分泌的不平衡,睾丸下降过程就会受到影响。

不过,引起隐睾的原因主要还是与局部机械性因素有关。例如,连接睾丸的精索过短,腹股沟管狭窄或过早闭合,与阴囊底部相连的睾丸引带缺失,睾丸与周围组织粘连或形成粘连带,阴囊发育不良,睾丸未沿引带方向行走而进入"岔道"等情况都可造成隐睾。有些学者认为,造成隐睾的原因与睾丸本身状态也有关,如发育不充分。因此,认为只要有一侧睾丸下降了就满足的想法太危险了。除了未降睾丸癌变的威胁外,已降睾丸也可能发育不健全,所以应及早检查治疗。

7. 隐睾有什么危害

隐睾使睾丸处于相对高温下,使睾丸不能正常产生精子,两侧隐睾可因无精子症而造成不育,发病率达50％～100％。单侧隐睾可波及对侧睾丸,不育的发病率达30％～60％。如果睾丸停留在腹股沟部或耻骨部,因缺乏阴囊的保护容易受压而发生损伤。

隐睾发生肿瘤的机会比正常人高20～50倍。隐睾患者约有8％会发生癌变。高发年龄通常在25～35岁。有人指出,10岁以后复位的睾丸无助于恢复生育能力,也不能减少恶变的可能。

阴囊内无睾丸的心理影响、第二性征发育不良造成的自卑感、婚后不育等都会给病人带来严重的精神创伤。

据调查,有2%～10%的新生儿睾丸未降至阴囊内(早产儿可达20%～30%),大多数在数月内可下降至阴囊。1岁以上的男孩仍有0.8%～1%未下降。成年隐睾者占人群的0.2%～0.4%,其中1/10系双侧隐睾。看来,1岁以上的患儿睾丸自然下降的概率是很少的。2岁以后,下降不全的睾丸会出现病理改变,随年龄的增长病变趋于严重。研究表明,6～10岁的隐睾已出现轻度萎缩,11～15岁时已明显萎缩,16岁以后则严重萎缩,即使手术也难以恢复正常。因此,双侧隐睾在2～3岁矫正,而单侧隐睾在6岁前矫正效果较好。

遗憾的是,很多人对隐睾不够重视直到成年才到医院就诊,甚至婚后发现不育再想手术为时已晚。有的已经恶变,只得做睾丸切除术。

8. 隐睾要积极治疗

隐睾的治疗方法分为激素治疗和手术治疗。由于双侧隐睾往往与生殖激素失调关系密切,故用激素治疗效果较好。其一是促性腺激素释放激素,用脉冲式自动注射泵皮下注射或经鼻腔喷入,常可取得满意的疗效。两种方法均无不良反应。后一种方法较方便,但有效率为38%～71%,不如前一种方法疗效高。其二是绒毛膜促性腺激素肌内注射,有效率为14%～52%。但有使睾丸、阴茎增大与宝宝实际年龄不符的不良反应。

单侧隐睾往往与局部因素有关,尤其是并发疝气时更应施行手术将睾丸牵引至阴囊固定,并做疝气修补术。年龄过大或睾丸已严重萎缩可以手术切除未降一侧的睾丸,另一侧正常时仍可维持正常性生活和生育。如血管过短无法拉入阴囊时(约占隐睾症的5%)可考虑进行睾丸自体移植术。目前显微外科手术已有相当水平,移植时可先暂时切断睾丸血管,移位后再行显微吻合,复位好,血液供应也很丰富。甚至有20多岁的人移植后恢复生精的病例报道。亦可采用多普勒超声流量测定法,可清楚地显示睾丸血管搏动,以示微血管吻合是否畅通。

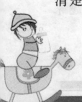

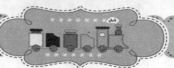

9. 什么是男婴包皮过长与包茎

阴茎前端的那一段皮肤叫包皮。婴儿时期包皮把龟头完全包住，只留着排小便的出口。大约3岁以后包皮才可以上翻而露出龟头，下拉又恢复包住龟头原状，就如一段有松紧口的袖筒。一般人在青春期阴茎发育以后包皮逐渐上移到冠状沟处，将龟头全部或部分露在阴茎的前端。但是有一部分人的包皮很长，成年以后包皮包着整个龟头还绰绰有余，这种情况叫包皮过长；过长的包皮如果前端很紧，不能上翻的叫包茎。

10. 宝宝包茎有什么害处

男婴的包皮过长，特别是包茎有许多害处。我们来看一看。

(1)由于包皮过长或包茎，包皮内尿液沉积的尿垢、污物形成的包皮垢有可能刺激阴茎头发炎，造成包皮与龟头粘连；包皮出口因炎症而缩窄，有时仅有针眼大小，使排尿受阻，严重者完全闭塞不能排尿，导致尿路感染；反复的尿路感染可引起肾损害，进而导致肾脏功能下降；少数还会在包皮内形成结石。

(2)包茎可使阴茎的发育延迟，限制勃起，影响婚后的性交快感，严重者可诱发性功能障碍。

(3)包皮垢不仅是一种致炎物质而且也是一种致癌物质。据统计，90%的阴茎癌患者有包皮过长的病史，而自幼行"割礼"（即包皮在宝宝期就被切除）的民族，很少患阴茎癌。

(4)包皮垢还可能引起性伙伴的生殖系统感染，刺激子宫颈引起宫颈炎，甚至诱发宫颈癌。因此，有学者主张及早割除过长的包皮，特别是包茎更应及时手术治疗。

11. 宝宝包茎的处理

包茎在小儿中并不少见，男性新生婴儿是否应该做包皮环切术越来越引起家长的重视。

包茎是因为小儿包皮口狭小,紧紧地包住阴茎头,以致不能将包皮向后翻,使阴茎头无法显露在外。随着年龄的增长,阴茎及阴茎头也在增大,小儿会出现阴茎的勃起使包皮自然而然地向后退缩,逐渐露出阴茎头,包茎的现象逐渐消失。

先天性的包茎有时非常严重,只看到包皮口,看不到尿道口,包皮根本不能向后翻,这种包茎必须手术。否则,可以引起排尿不畅;限制阴茎及阴茎头发育;将来可发生阴茎头包皮炎,或阴茎癌的可能。

有时包茎不太严重,但在包皮与阴茎头之间有轻度粘连,对这种情况应经常帮助小儿将包皮向上翻,有乳白色分泌物时及时清洗掉。经常将包皮向上翻,这样可以扩大包皮口。经过一段时间阴茎头就会充分暴露在外,也可免除手术之苦了。

12. 新生女婴为什么有"月经"

一些刚出生的女婴阴道会流出少量的血性分泌物,或是像白带一样的白色分泌物,很多缺乏育儿经验的父母就会惊慌失措:新生儿是不是病了呀?其实这是一种生理现象。一般情况下,新生女婴在出生5～7天后,阴道会有乳白色浆液性分泌物或出血,一般会持续1～2天,最长可持续6～7天,之后会自行消失。

那么,这是什么原因呢?在妊娠的最后2个月,因受母体雌激素的影响,胎儿子宫的重量会增加,子宫内膜发生充血性增生,阴道上皮也增生肥大,其细胞与成年人相似,能产生阴道分泌物。而宫颈腺体也可分泌黏液,所以女婴出生后前几天会有白色分泌物从阴道流出,这便是新生儿"假白带"。新生儿出生后,雌激素影响中断,子宫内膜脱落,血性分泌物从阴道流出,被称为"假月经"。无论是"假月经"还是"假白带",都属于正常生理现象,父母不必惊慌失措,也不需要做任何的治疗,注意保持新生儿外阴清洁。

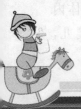

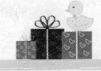

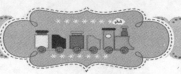

二十二、宝宝远离铅中毒的正确方法

1. 关于儿童铅中毒的调查

铅可以通过多种途径进入人体，除了通常所说的"病从口入"之外，有些含铅的化合物还可以通过呼吸和皮肤渗透进入人体。

有关研究发现，在排除了智力因素等影响之后，婴儿及幼年时期铅水平大于 20 毫克/千克体重者，在读小学时辍学的可能性要大 7.4 倍；词汇量较小，存在阅读困难的可能性要大 5.8 倍；其他一些与学习能力密切相关的方面，如眼手协调能力及对刺激的反应速度均较差。铅不仅会破坏红细胞的合成，影响红细胞的寿命，造成缺铁性贫血的"假象"，还会进入中枢神经，影响儿童的智力发育。血铅每上升 10 微克，智商素质就会减少6～7 分。

根据近 10 年来国内 11 省市的 18 项流行病学调查结果发现，城市工业区婴儿血铅平均水平多在20～40 微克/分升，婴儿铅中毒的流行率在85％以上，远远高于西方发达国家。即使在没有明显工业污染的普通市区，婴儿的血铅水平也在 10 微克/分升，特别是大城市婴儿的血铅水平更是不容乐观。例如，上海地区有 37.8％的婴儿血铅水平为 10 微克/分升，而北京市则高达 68.7％。

如果你的孩子出现了一些异常行为，或许医生会建议去查查血铅情况。在儿童医院，医生通过抽血对孩子进行筛查，一般费用在20～30 元，3 天左右就可以知道孩子的血铅含量。

2. 儿童铅中毒有哪些表现

铅是一种神经毒性的重金属元素，对人体无任何生理作用。当体内的铅含量达一定水平时，就会危害机体健康。处于生长发育期的婴儿，对铅的毒性特别敏感。铅过量会对婴儿的体格生长、学习记忆能力和听力产生不利影响。当血铅水平≥10微克/分升时,不管是否伴有相应的临床症状、体征或其他血液生长变化,均可诊断为婴儿铅中毒。

铅中毒表现为四肢无力、腹痛、口有金属味、食欲差、恶心、呕吐、肝大,重者可出现头痛抽搐、昏迷、呼吸麻痹、腕下垂。铅污染受害最大的是婴儿和孕妇。因为婴儿脏器的防护结构尚未发育完善,无法抵御铅的冲击;婴儿肠胃对铅的吸收率也较成年人高5～8倍;婴儿的肾脏不像成年人那样对铅能进行有效的排泄,所以铅在婴儿体内的滞留时间要比成年人长5倍。另一方面,通过胎盘,母亲血液中的铅可传到胎儿血液和胎儿脑部。

慢性的低水平的铅危害不但影响婴儿的智力发育,还影响学习行为和听觉等多方面的神经系统发育过程,且其影响可能是长远的。医学研究发现,铅对婴儿的神经毒性还与血脑屏障功能不完善有关。铅的神经毒性主要影响大脑皮质、轴突、树突和突触的形成,这种改变在海马回特别明显,海马回是控制学习和记忆活动的中枢。一旦损坏必将影响宝宝的智力发育。

3. 怎样预防儿童铅中毒

(1)少去车多拥挤的场所:如马路两旁;少去铅污染地区,如电池厂、油漆厂附近。

(2)不吃含铅食品:如含铅松花蛋、爆米花及有色素的食物。防止蛋白质、钙、铁、锌的缺乏,因为微量元素的缺乏可增加肠道对铅的吸收,使血铅水平增高。

(3)定期查血铅:生活在铅污染严重地区的孕妇,应定期检查血铅含量。

(4)喝牛奶能驱铅:牛奶中所含的蛋白质能与铅结合成一种不溶性化合物且阻止铅的吸收,牛奶中所含的钙能使已沉着于骨骼上的铅置换出来而随尿排出。

除牛奶外,以下食品亦有排铅作用:

①海带。海带所含成分能促进体内铅的排泄,且能防止便秘。

②胡萝卜。胡萝卜含大量果胶可减轻铅在体内的毒性,减少铅的吸收,防止铅中毒引起的便秘。

③虾皮。虾皮钙含量较高,常食虾皮可减轻铅中毒症状,且加速铅的排泄。

④茶叶。茶叶含有凝酸等物质,它能与侵入体内的铅结合成可溶性物质,随尿排出。

⑤大蒜及鸡蛋。这两种物质中含硫量较高,有化解铅毒之功效。

4. 积极行动避免儿童铅中毒

研究表明,孩子对铅特别敏感,他们对铅的吸收率是成年人的 5 倍以上,而铅广泛地存在于我们周围的环境中,日用品、玩具、餐具、空气中都可能含有铅。因此,我们需要积极行动起来,一起来预防铅中毒。

行动 1:让宝宝远离高铅环境。空气中的铅多存在于距地面 80 厘米左右的大气中,而能在这一范围将铅吸入体内的大多为儿童,他们也就"理所当然"地成为铅中毒的高发人群,因为这正是 2～3 岁孩子和婴儿坐在手推车上口、鼻的高度,儿童很可能会因为散步而将铅吸入体内。

因此,要少带孩子去逛马路,尤其是交通繁忙的路段、铅污染严重的工厂附近更不要去。出去走走可选择空气较好的公园、绿地。

行动 2:让宝宝养成讲卫生的好习惯。儿童体内 80% 的铅是通过饮食进入身体的,但铅可以用肥皂洗掉。因此,养成良好的生活、卫生习惯,可以有效预防铅中毒。

不要让孩子养成吸吮手指、将异物放入口中的习惯,因为尘土中和孩子的玩具和用具(如铅笔)涂的油漆里含有大量的铅。给孩子勤剪指甲(指甲缝特别容易匿藏铅尘);经常清洗孩子的玩具及其他可能被他放到嘴里的物品。

行动 3:让宝宝远离含铅饮食。家长在饮食上也要多注意,不要给孩子吃含铅量高的食品,如松花蛋和爆米花,水果要削皮后再吃。传统的松花蛋含铅量非常高,即使只给孩子吃 1/8 个松花蛋,铅摄入量就已经超过 2 岁儿童每天允许摄入量的 5 倍。铅的熔点很低,在加热的过程中密封制作爆米花的容器中有大量的铅进入到爆米花中。多吃奶制品、豆制品、蛋类海产品(特别是贝类)等,这些食物中含有较多的钙、铁、锌,有助于减少对铅的吸收。

防铅小提示:

①孕妇要特别注意。铅中毒严重的孕妇会早产、流产;胎儿会吸收母亲骨骼中释放的大量的铅,在未出生就受铅毒侵害。

②"隔夜第一段自来水"含铅量较高,最好不要食用。用水前先将水龙头打开1～5分钟的水放掉再食用。

③让孩子远离成年人化妆品。

④防止食品包装袋上的图案与食品直接接触。

⑤不要为婴幼儿选择内饰有花纹的碗和瓷杯。

⑥如果孩子过分顽皮、多动,但找不出原因,最好到医院测一下血铅含量是否正常。

二十三、正确使用家庭常备药

1. 宝宝家庭小药箱

(1)内服药,如退热片和小儿用的消炎抗菌药等。

(2)消化不好时可以服用酵母片或乳酶生。

(3)孩子感冒咽喉发炎时服用感冒冲剂和板蓝根冲剂。

(4)新生儿至 1 周岁婴儿的用药量为成年人药量的1/24～1/12。

(5)外用药,如红汞、碘酊、甲紫、酒精、清凉油、眼药水等,酒精杀菌,红汞可用于皮肤外伤,碘酒还可用于外伤引起的肿胀,涂用后可消肿消炎,甲紫有灭菌和收敛作用,对溃疡、糜烂、流脓、流黄水的创面很有效。如果孩子烫伤了可涂清凉油或獾油。

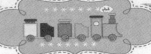
（6）夏季准备十滴水、人丹、霍香正气丸等驱暑提神的药品。

注意：红汞与碘酊不能同时使用，以免引起汞中毒。

2. 宝宝用药的学问

宝宝生病时，父母因急于治病，四处求医用药，急切的心情溢于言表，于是用药不当的现象屡有发生。以下是一些用药误区，在这里提醒您注意。

（1）感冒时忌乱用抗生素：人们一般将抗生素类药统称为"消炎药"，但是消炎药不等于抗生素。宝宝感冒大多数都是病毒感染，抗生素对病毒根本不起作用。天气变化大时，家长应给宝宝用些中草药预防感冒。

（2）用药时忌半途而废：宝宝有炎症时，一些父母在用抗生素类药时急于见到药效，用一两天不见效果立刻另换新药。其实，这样做只能培养细菌的耐药性，因为抗生素抑制细菌需要时间过程。

（3）发热时忌乱用退热药：父母们为及时给宝宝退热，常常几种退热药一齐上。退热药吃得过多、间隔的时间太近，或不同名称的同一类退热药重复使用都会给宝宝带来危害。二次吃药的间隔时间应在4～5小时。

（4）忌给宝宝用成人药：宝宝各器官组织尚未发育完善，尤其是肝、肾及神经系统极易受到药物的损害。因此，一些成年人用药不宜给宝宝服用，如诺氟沙星、复方阿司匹林、复方新诺明等。

（5）煎汤药时不宜多加水：汤药性苦，宝宝一般不肯接受汤药，因此药量必须少而精。煎时少加水，煎药时间略长一些，煎得浓稠量少，便于喂药。

（6）服中药时不宜滥放糖：中医学讲究药与食同源，所有的食物均可按四气五味来分类。红糖性温，可以祛寒；白糖性凉，可以败火。服中药时不可任意放糖。

（7）服西药时忌用果汁：果汁含有的酸性物质能使药物提前分解或使药衣提前溶化，不利于胃肠的吸收。碱性药品更不能用果汁送服，因为酸碱中和会使药效大减。

（8）忌用茶水和牛奶服药：茶叶含有咖啡因、茶碱、鞣酸、硅酸等，与药中有效成分发生反应会使药物失效或产生不良后果。牛奶中含蛋白质、脂肪酸较多，可在药片周围形成一层薄膜将药物包裹起来，从而影响机体对药物的吸收。

3. 宝宝吃药要准确计算用量

宝宝生病了，性急的妈妈常常会犯错：给宝宝服药时把握不准药量，以成人剂量随意估算，还有一些妈妈甚至认为，药吃多一点儿，病会好得快一些。这些做法很危险，宝宝正处于生长发育阶段，肝肾功能、中枢神经系统、内分泌系统尚未发育完善，对许多药物极为敏感。这就要求妈妈了解小儿用药的原则，给宝宝正确用药。

原则 1：谨慎选择药物品种。宝宝的药应注意选择，不可简单地用成年人的药品直接减量服用，最好选用小儿专用药品。例如，在使用解热镇痛药时，成年人用的索米痛片中的成分易使儿童出现再生障碍性贫血和紫癜；新生儿使用阿司匹林易在胃内形成黏膜糜烂；感冒通可能造成儿童血尿。12 岁以下的小儿尤其要注意禁用或慎用的抗生素：四环素可引起牙釉质发育不良和牙齿着色变黄；诺氟沙星可引起负重骨关节组织的损伤、抑制骨骼生长；庆大霉素可致儿童永久性耳聋及肾脏损害；新生儿使用氯霉素和磺胺类可引起灰婴综合征和溶血。

原则 2：联合用药要控制。由于药物之间产生物理吸附或化学络合作用形成配位化合物，联合用药不当时会影响药物的疗效，不良反应的发生率亦随之增高。例如，部分抗生素与钙、镁、铝等无机盐类抗酸药或含铁的抗贫血药合用会生成配位化合物，影响药物的吸收，降低抗菌效果；因而在服用抗生素期间应暂停服用钙片等药品。

宝宝用药品种应尽量减少，能用一种药物治疗时就不用两种或更多的药，一般合用药品种以不超过 3～4 种为宜。

原则 3：用药剂量要严格计算。小儿用药的剂量一般可按照小儿的年龄、体重、体表面积 3 种方法计算。

按年龄计算比较简单（肥胖或瘦弱患儿除外），即不同年龄儿童的用

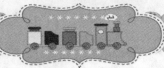

药是成年人剂量的：1个月为1/14、6个月为1/17、1岁为1/5、2岁为1/4、4岁为1/3、6岁为2/5、9岁为1/2、14岁为2/3。

妈妈同时应注意计算联合用药时同一类药物的总用量，如服用小儿氨酚黄那敏颗粒(小儿速效感冒颗粒)同时使用阿苯片退热时，因两种药都含有解热镇痛药成分，剂量应适当减少。

原则4：营养药不可滥用。宝宝生长中需要的微量元素和维生素主要应当从食物中均衡吸收，饮食正常的儿童一般不必服用营养药。有些儿童因某种原因缺乏维生素和微量元素需要补充时，应咨询医生，适当补充。然而不少家长误以为营养药多吃点没坏处，就给孩子盲目过量服用。实际上这样做非但起不到保健作用，反而导致机体功能失调。

临床显示，过量补充微量元素锌易发生脓疮病；长期服用鱼肝油会引起慢性中毒；大剂量长期服用钙剂和维生素C会造成泌尿道结石。

原则5：喂药方法要适当。小儿一般都不喜欢服用药物，家长不应捏着鼻子、掰开嘴强灌；也不能在小儿睡熟、哭闹或挣扎时喂药，以免呛入气管发生危险。对大孩子应说服，讲道理；喂小孩子可将药物研碎(肠溶片、控释片、薄膜衣片除外)裹在易消化的食物中服用；哺乳期的婴儿除可将药研粉溶入糖水外，还可将药粉附着于奶嘴上，使药物与奶水一起服下。

4. 用药谨防宝宝病情骤变

新生儿脏腑娇嫩，患病时寒热虚实变化急剧，用药不慎不仅会伤害脏腑功能，而且还会使病情骤然变化。所以，新生儿用药应注意以下几方面的问题：

(1)及早用药：新生儿抗病力弱，往往起病较急、病情变化较快，而疾病的临床表现常不典型，不易被察觉。因此，必须善于观察病情，及早诊断、及时正确用药。如常见的新生儿败血症，常有发热及白细胞升高等现象，而仅表现出神情发呆、吃奶不香，如不能及时早治并正确用药就会延误病情。

(2)慎重用药：新生儿肝、肾功能发育不完善、系统活力欠佳，用药时

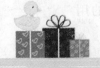

146

如不仔细斟酌、精确计算,常会引起严重的中毒反应。例如,用氯霉素后可引起灰婴综合征;磺胺类药及大量维生素 K 等可引起新生儿高胆红素血症,甚至核黄疸;氯丙嗪可引起高铁血红蛋白血症;大剂量使用链霉素不仅可使听神经受到损害,而且还会引起昏迷,导致死亡。

(3)外用药物应警惕中毒反应:普通的萘甲唑啉(鼻眼净)、皮炎激素软膏、新霉素油膏等都可引起严重不良反应。常用萘甲唑啉可能引起昏迷、呼吸暂停、肌张力减低等;新生儿大面积使用治疗皮肤病用的皮炎激素软膏可引起全身性水肿。这主要是由于新生儿皮肤薄嫩,皮肤黏膜面积相对大,有很强的吸收作用。当有炎症或破损时,机体对药物的吸收作用更强更快。因此,不能把成年人用的外用药用于婴儿。

(4)注意用药途径及次数:新生儿、未成熟儿、重危患儿不宜给丸、片剂型药。片剂应研磨成粉或调配成液体,用滴管慢慢喂服,病情重者应静脉滴注给药。因为新生儿新陈代谢旺盛,对药物的吸收快、排泄亦快,给药时应根据病情,按体重或体表面积计算出每日应给药物的总量,把总量分为 3～4 次应用。

另外,应注意药物分配及不良反应,待病愈后再用药一两天,以巩固疗效。

5. 宝宝需要避免使用哪些药物

婴儿期的特点:药物易进入脑组织,即使在皮肤局部应用某些药剂(如洗剂、软膏剂等),药物也会被迅速吸收,以致在体内产生全身的作用。

婴儿使用任何药物都应小心,以免影响其生长发育。

由于生理上,特别是智力上的原因,婴幼儿用药时应注意选择正确的药物剂型,一般要求仅使用明确标明了婴儿可使用并提供了相关的用法、用量的药物剂型。

(1)避免使用的药物:氯霉素、地芬诺酯(苯乙哌啶)、依托红霉素、异烟肼、萘啶酸(3 个月以内)、呋喃妥因、磺胺类(2 个月以内)、四环素类。

(2)慎用或医生密切监护使用的药物:雄激素、含哌嗪的驱虫药、阿

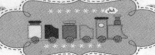

司匹林、多黏菌素 E、可的松样药物、萘啶酸（3 个月以上）、吩噻嗪类、磺胺类（2 个月以上）、维生素 A（大剂量）。

6. 宝宝发热不要急于用退热药

发热是身体的一种防御性反应，既有利于歼灭入侵的病菌，又有利于孩子的正常生长发育。但高热时（39℃以上）应在医生指导下退热。退热的最好办法是物理降温，如喝水、室内通风等。如物理方法不能使体温下降，可配合使用退热药。

（1）常用的退热药

①10％～20％安乃近滴鼻液，每次1～3滴。

②氯苯那敏片，每日每千克体重 0.5 毫克，分3～4 次口服。

③小儿退热栓，每次半粒至 1 粒，塞入肛门，每日不超过 3 次，退热后停用。

（2）不要使用的药物：不要使用复方阿司匹林，因为有兴奋作用，而婴幼儿的神经抑制机制尚未健全，高热时使用易诱发惊厥，还会因大量出汗引起虚脱，甚至因血液中游离胆红素堆积而出现黄疸。同时，这种药对消化系统和肝肾功能有损害，有的可能引起瑞氏综合征，降低白细胞、血小板，尤其是 3 岁以内的幼儿一般不主张用这种药。

7. 如何为宝宝选择退热药

小儿退热药的合理选择一直是儿科医生研究的重要课题。目前临床应用的小儿退热药主要有阿司匹林、安乃近、对乙酰氨基酚、布洛芬和其他一些非甾体类抗炎药。它们均有一定的不良反应。

（1）阿司匹林："头痛感冒发热，阿司匹林一包"。这是不了解药品可能带来的不良反应，按这句顺口溜为小儿用药，就可能会出问题。自20世纪 70 年代儿童用药出现瑞氏综合征后，医生们对这一老牌药物的用药安全更加注意了。该综合征的主要表现有肝功能损害、黄疸、中枢神经系统症状和肾损害。此外，阿司匹林还会引起胃肠道刺激、延长出血时间、变态反应等。在变态反应中以哮喘较为常见。

（2）安乃近：由于明显的不良反应，这些年安乃近用得少了。1977年该药已从美国市场上撤出。目前，27个国家已禁用或限用安乃近。

（3）对乙酰氨基酚：该药有明显的剂量依赖性即随剂量上升而疗效上升。过量应用此药会引起肝脏损害。对乙酰氨基酚没有其他解热镇痛药常见的胃肠道反应、血小板功能影响、粒细胞减少等，也无肾毒性，故安全性高，目前在全球广泛使用。

（4）布洛芬：该药是较为安全的药物，对胃肠刺激和血小板影响不大。但在脱水、血容量低和心排血量低的状态下偶见可逆的肾损伤。过量服用可能有中枢神经系统抑制、癫痫发作等。

8. 如何正确使用退热药

退热药的种类很多，一般都在体温达38.5℃以上时才开始服用，而且每次服药一定要间隔4～6小时。退热药包含水剂、锭剂、栓剂和针剂。

（1）水剂：较温和安全，最普遍使用的是布洛芬糖浆。

（2）锭剂：阿司匹林锭剂退热效果也很好，但某些特定的病毒感染，如水痘或流感，服用阿司匹林可能引发"雷氏症候群"，因此目前几乎不再使用。普拿疼这类退热药锭剂过量也可能引起肝功能问题，一般安全剂量是每千克体重每日不可超过150毫克。

（3）栓剂：用来塞肛门，由直肠吸收，效果快速，当宝宝拒绝吃药时也能退热，非常方便，但使用次数要少，因密集使用容易退热过度，使体温降太快或是反复刺激肛门造成腹泻，过度使用栓剂也有引发胃溃疡的案例。

（4）针剂：打退热针是最不安全的，有的宝宝甚至会过敏休克。然而目前并没有针对退热针所做的过敏试验，因此除非无法使用口服退热药（如严重呕吐或禁食中）且无法使用肛门塞剂（如严重腹泻），用尽方法仍无法退热才会考虑打退热针。

9. 宝宝用药注意事项有哪些

（1）剂量不得过大，服用时间不应过久。

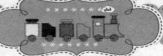
（2）服药期间多饮开水，以利药物的吸收和排泄，减少药物对小儿身体的毒害。

（3）3岁以内小儿肝、肾还未发育成熟，不要口服或注射对乙酰氨基酚。

（4）小儿或其家庭成员有解热药过敏史者，不要用退热药。

（5）退热药不要与碱性药同时服用，如小苏打、氨茶碱等，否则会降低退热的效果。

（6）中医学认为，感冒是感受风邪所致，分风寒感冒和风热感冒两类，辨证施治疗效可靠，可以在医生的指导下选用羚羊感冒片、桑菊感冒片等。

下篇　让宝宝远离疾病

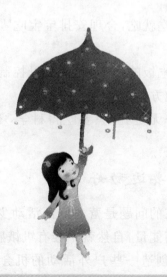

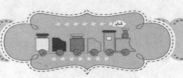

一、培养健康的饮食习惯

1. 零食不可以随意吃

不少宝宝的偏食、厌食多与不良的饮食习惯息息相关,而这些习惯又源自妈妈粗心的喂养。不良的饮食习惯会影响孩子的身体发育,比如说爱吃零食。妈妈们不要任凭宝宝随意吃零食。

对于刚开始品尝美味的宝宝来说,甜甜的糖果和巧克力的诱惑是无法抗拒的。在非用餐时间如果不控制巧克力、蛋糕等小零食的摄入量,它们撑饱了宝宝的肚子,到就餐时间,宝宝自然就没有胃口了。

(1)少吃零食。零食毕竟不是正餐,多吃会影响宝宝的食欲和胃口。

(2)选择适合宝宝年龄、营养价值较高的零食,如坚果、优质的蜜饯、豆腐干等。

(3)零食不能想吃就吃,合理安排宝宝吃零食的时间,一般饭前和临睡前不要吃零食。

(4)对于不好好吃饭的孩子,建议父母控制零食的量,平时要把零食藏在孩子不注意的地方。

零食也并不是一无是处,只要吃得科学,零食也可以为宝宝生长发育加油。

2. 吃得好还要运动好

多数的宝宝现在的问题是营养好而活动少。宝宝吃得好却活动少,无法消耗饮食中的高能量,自然就不会有饥饿感。

建议:多给宝宝创造一些户外活动的机会,不要让宝宝整天沉溺于电视、电脑游戏中。

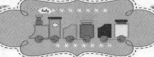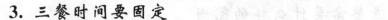
3. 三餐时间要固定

一些妈妈娇宠宝宝,认为宝宝不愿吃就随他去,等他饿了自然会吃。时间一长就造成宝宝进餐时间混乱。还有一些妈妈忙于工作,自己吃饭不定时,想吃便吃,宝宝也跟着没有固定进餐时间。妈妈自身的饮食习惯不正确为宝宝造成了负面影响。

建议:以身作则,固定三餐时间。吃饭前5~10分钟可以提醒宝宝要准备吃饭了。如果孩子较大,还可以让他负责盛饭端菜和分碗筷,这样可以让孩子有一个心理准备的过程。到了吃饭时间,家庭成员配合营造愉快的就餐气氛,如果宝宝一时不想吃,你要提醒他,"现在不吃,那就只有等到下一个吃饭时间才能吃"。

4. 不要让宝宝"就着"电视吃饭

很多不良的进餐习惯都是纵容的结果。在宝宝的眼里,每日的活动都是游戏,吃饭也不例外。一些宝宝习惯边吃边玩,还有的喜欢边吃边看电视。这些不良进餐习惯都易造成宝宝吃饭时分心,影响食欲。如果妈妈不进行约束,长此以往必然会损害宝宝的身体。

建议:吃饭时间收起所有的玩具并关掉电视,让宝宝的注意力集中在吃饭上。在宝宝吃得很好的时候,你需要及时鼓励他。在吃饭中间孩子下地跑一圈再回到餐桌,只要马上回来是允许的,但千万不要追在孩子后面喂饭。

5. 家长自己不可"偏食"

有些家长进餐时会表现自己的饮食好恶,说白了就是"偏食"。每个妈妈都有自己饮食上的好恶,自己不喜欢吃的坚决不会让它出现在饭桌上,或者理所当然地认为宝宝也不爱吃。大人是孩子的榜样,妈妈的不喜欢也成了宝宝"我不要"的理由。

建议:不要在宝宝面前表现出你对某些食物的好恶,让宝宝感觉每一种食物对身体都是有用的,而且味道都很好。

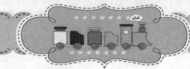
6. 进餐需要什么样的氛围

用餐是在愉快氛围中完成的,可是很多妈妈并不注意这点。当宝宝表示不愿意吃饭,性急的妈妈就会表现出不耐烦,不是打就是骂,逼迫孩子吃下去。在这样的氛围下,谁还有好胃口呢?

建议:强迫宝宝吃饭并不能解决问题,如果宝宝实在不愿吃,也不要强迫,等半个小时再试试看。饥饿是最好的厨师。如果宝宝还是不知道饥饿,那一定是有消化道的问题,这时应该请医生诊治,不要随随便便吃一些保健品。

对于孩子的吃饭问题,全家上下的意见要统一。不要认为孩子还小不要紧,或者觉得孩子吃饭不好会饿着,所以他想吃什么就让他吃什么。同时,还要提高烹调技巧,把饭菜做得美味可口也可以增加宝宝的食欲。

7. 如何培养餐桌好习惯

他山之石可以攻玉,我们来看看国外的父母是如何培养宝宝餐桌好习惯吧!

(1)美国:美国父母认为,坚持与孩子共同进餐不仅可以增进大人、小孩的食欲,还可以有机会向孩子推荐一些新食品。

对于偏食的孩子,美国父母有自己的办法:不给挑剔食物的孩子另做饭菜,如果他这顿饭不吃,在下顿饭之前坚决不给他吃任何东西;父母也不当着孩子的面对自己不喜欢的菜肴说三道四。

(2)英国:在英国,父母们认为自己餐桌上的习惯是影响孩子饮食习惯的最重要因素,他们有意识地保持健康的饮食习惯并同时把这些习惯传递给孩子。

(3)日本:日本父母很重视全家人一起用餐这件事。他们认为餐桌上的愉悦情绪能将父母的爱传达给孩子。孩子也由此得到满足感、信赖感,能健康地成长。

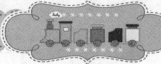

8. 如何为宝宝调配均衡营养

孩子营养的均衡与否直接牵动着爸爸妈妈的心。我们要让宝宝养成怎样的生活习惯才能使得孩子的营养均衡呢？

（1）不挑食：现在家长对孩子比较宠爱，孩子想吃什么家长就给什么。过于娇惯养成了孩子挑食的毛病，时间长了易导致食欲下降。要养成孩子不挑食的习惯，父母首先要做到不挑食，什么都要吃，做一个好榜样。

（2）不嗜甜食：孩子一般比较喜欢吃甜食，偶尔吃一些未尝不可，但有些孩子以此为主食，大量的糖摄入体内，不仅抑制食欲而且影响其他营养素的吸引，另外甜食易引起龋齿。

（3）不贪食：父母认为吃得多长得快，对生长发育有利，毫无节制地放任孩子吃。但高糖、高脂肪食物的过多摄入会影响智力发育，记忆力下降。

（4）不乱服保健品：市场上大部分保健品不同程度的含有激素成分，家长给孩子盲目进补导致孩子性早熟、情绪亢奋、骨骼发育异常等。性早熟发病率近几年逐年上升。

儿童膳食贵在平衡，巧在搭配。七种营养素，即蛋白质、脂肪、碳水化合物、维生素、矿物质、纤维素和水，各自有各的作用，缺一不可。现在的食品可谓丰富多样，但还没有一种食物能提供给人类各类的营养素。

9. 不良饮食习惯损伤宝宝的胃

据专家统计，近年来儿童胃病发病率有逐年上升的趋势。研究发现，除幽门螺杆菌导致儿童胃肠疾病外，儿童的不良饮食习惯也是发病率增高的一个不可忽视的原因。

大部分患胃炎、十二指肠溃疡的宝宝有不良的饮食习惯。宝宝常有不规律的腹痛、腹胀、嗳气、呕吐等症状。调查发现，宝宝大都无早餐习惯或进餐无规律。偏食高脂肪、高蛋白的食品且经常食用冷饮或饮料。

为什么不良的饮食习惯会使儿童患上胃肠疾病呢？宝宝进食无规

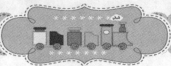

律和偏食高营养食品会加重胃肠负担。另外,宝宝内脏迷走神经调节功能不十分完善,不良的饮食习惯易使迷走神经兴奋,导致胃酸分泌过多而造成胃肠黏膜的损害。

10. 让宝宝好好吃饭的"黄金法则"

奶奶追着喂,爷爷说好话,妈妈急得直叹气,爸爸说起来就摇头,但是宝宝就是不好好吃饭……解决宝宝不好好吃饭就没有好办法吗?

有!专家介绍了一条让宝宝好好吃饭的"黄金法则":吃什么和什么时候吃,家长说了算;吃不吃和吃多少,孩子说了算。

早晨妈妈做好了早点,宝宝一看不对自己的口味,摇摇头说不吃这个,要吃冰淇淋。妈妈要很耐心地告诉他,咱们家早晨只有牛奶、鸡蛋和馒头,早晨不能吃冰淇淋的,如果现在不吃饭就要等到中午12时才能吃午饭,这中间只能喝水,没有食品。孩子还是说不吃不吃就是不吃!妈妈再问一遍,还是这样。这时候妈妈要毫不犹豫地把早餐收起来,把零食放到孩子找不到、够不着的地方。

到了中午12时,孩子一看是面条,喊道:"不吃不吃我不吃,我要吃麦当劳。"这时候妈妈不要着急,要耐心地告诉孩子,午饭就是面条没有麦当劳,如果不吃就要等到下午爸爸回家后才能吃晚饭。如果小家伙还是坚持不吃,妈妈不要勉强,把午饭收起来,把零食保管好。

等到晚饭的时候,不管你做的是什么,小家伙一定吃得非常香。

只要能够坚持遵循"黄金法则",孩子吃饭难的问题一定会迎刃而解。这中间家长首先要做到行动一致,如果妈妈刚说了不能吃麦当劳,奶奶马上说:"好不容易孩子愿意吃了,你又不让吃。走,奶奶带你吃。"这样的话,别说是"黄金法则"就是"钻石法则"也没有用的。其次,家长要明白,一顿两顿不吃饭不会把孩子饿坏。当他真的饿了又没有别的办法的时候,他会乖乖地坐到餐桌前。

11. 让孩子学会吃饭

让孩子学会吃饭不仅是宝宝健康的基本保证,而且是发展孩子手的小

156

肌肉动作能力,培养他独立生活和责任感的重要课堂,也是培养自信心的第一课。许多孩子从小不好好吃饭,每餐靠大人喂或者边玩边吃,跑来跑去大人追着喂,有的家长为此伤透脑筋。怎么哄骗、威逼、利诱、打骂的手段都用上了,孩子还是不好好吃饭或者挑食、厌食。还有的孩子由保姆抚养,保姆怕耽误工作和休息,每餐必喂,孩子到5岁仍不会吃饭。孩子养成依赖心理后,什么都消极、被动、懒散、做事慢慢吞吞。这种消极性格不久将影响孩子的其他发展上而造成终身遗憾。试问:当一个孩子的潜意识里认为连吃饭都是他人的事、是父母长辈的责任、是别人央求他吃,那么他长大以后还对什么事情能主动进取、承担起责任来呢!

所以,要高度重视孩子的吃饭问题,要从小培养、鼓励孩子吃好每餐饭食,这也是给孩子一生的"饭碗"。

(1)成年人围着桌子吃饭,宝宝稍大时,妈妈拿一张高椅子让宝宝坐到桌边上高兴地看大家吃饭。开始大人一边吃一边喂宝宝,同时逗起他自己吃饭的要求。当宝宝抓勺子有自己吃饭的意识时,妈妈就鼓励他自己吃。大人给他帮助和表扬。注意不能让宝宝一人坐在小凳子上用茶几当饭桌吃饭,这样既不平等、不文明,也失去了亲情融和的生动课堂。

(2)一家人准备吃饭时,妈妈给宝宝洗手,抱他坐上高椅子。此时要营造吃饭的欢快气氛。可亲切地背吃饭儿歌,慢慢地宝宝参与了一起背:

小兔兔,吃饭啰,

洗小手,高高坐,

爸爸来,吃馍馍,

妈妈来,吃肉肉,

我吃青菜又吃肉,

又吃馒头又喝粥。

吃得快,真不错,

小兔兔一家真快活!

(3)宝宝2岁前后就应当独立吃饭了,并鼓励他使用筷子,指点他拿筷子的方法;孩子撒饭菜时家长不要责备,鼓励孩子用手指捡进碗里,这

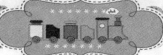

都是动作和责任心的训练,也可背诵"锄禾日当午"的古训,要知道:"教育无小事。"

(4)饭前要洗手,饭桌上不准带任何玩具。吃饭时,大人们要说这也好吃,那也好吃,做出吃得很香的样子并引导孩子吃各种食品(除了他的年龄段不适合吃的以外),低盐、低糖、不偏食的良好习惯从此时开始培养。

(5)注意不让孩子在饭前吃零食,保持他旺盛的食欲。给孩子盛饭要估计他刚好能吃饱吃好的量,不让他养成剩饭菜的坏习惯;同时也利于他吃完饭后的表扬和夸奖。

(6)随着孩子良好饮食习惯的养成,饭桌上逐渐增多轻松愉快的话题,以保持吃饭心情的愉悦,增加食欲和消化能力,同时也不知不觉丰富孩子的知识。

12. 让吃饭变得丰富多彩

吃饭的话题很广泛,家长在吃饭时可以多谈点吃的知识、营养保健常识。例如,这是什么菜、那叫什么鱼、味精为什么鲜、盐是哪里来的、肉有什么营养、为什么要多吃青菜、什么叫海鲜、海鲜为什么富有营养、花生是长在树上还是长在地里、莲藕为什么说藕断丝连……大人之间也可谈自己感兴趣的话题,可以谈见闻和趣事,孩子能倾听不少半懂不懂的知识,3岁以后还能插话提问,并且更形成一家人关系的和谐、民主、平等。例如,某日吃饭,2岁半的孩子看到了桌上一盘煮熟的蚕豆,她用手指了指,嫩生生地说:"煮豆燃豆萁,豆在釜中泣",说得大家哈哈大笑。

可以说家庭中每一餐饭都是一堂生动愉快的课,让孩子快乐地吃,参加一些谈话和提问,这是生动的早期教育;一年365天,每天一起吃三餐饭,一年就上了1 000多次生动活泼而自然的"课",仅此一项就可能比幼儿园上的课更多、更有趣、更快乐,学到更多知识!

13. 寻找不良吃饭习惯的根源

现实中,许多孩子已经养成了不吃饭的坏习惯,大多数家长虽然着急,但只是考虑对孩子健康不利,没有想到会造成孩子消极、被动、懒散、拖拉、无责任感的性格,而且全家没有甜蜜的亲情交流,有的家长还在饭桌上批评教训,闹得情绪对立,消化不良。孩子每年还失去1 000多次亲情课,10年就流失10 000多次亲情课,这笔账他们从来不算。要知道在社交场合亲朋好友共进一次晚餐往往能增进一次感情,还可能促进重要的互助。然而许多父母与孩子在一套住宅里住10多年,在一个锅里吃饭10多年,最后还形成严重的代沟,失去了共同的语言,这是不是人间的教育悲剧,这个悲剧的病根在哪里?

中国人重视吃饭。家长对孩子的爱尤其体现在吃饭上。首先是让孩子多吃,不分青红皂白使劲喂,只要孩子多吃就好,自古如此。经常可见祖母端着碗,四处追赶孙儿喊叫着喂一口饭。直到现在,仍有绝大多数父母会利用中午哪怕只有一个钟头的时间,穿人山过车海,赶回家去给孩子做顿午饭。除了多吃还要吃好,父母可以挨饿,但孩子碗里的肉一口都不能少。

美国的家长也关心孩子一天的饮食,但与中国父母相比,真是天壤之别。美国孩子从能够拿得动勺子的那一天起就开始自己吃饭了,即使弄得满脸满身,家长也不会去管;而且,孩子从上小学一年级开始,每天中午就在学校吃午饭,根本不会有家长跑回家给孩子做饭。

美国家庭吃饭,桌上摆几样菜,孩子喜欢吃哪样或者不喜欢吃哪样都由自己决定,家长不会在孩子说吃饱后还连哄带骗的逼孩子多吃几口才允许离桌。他们相信,孩子的生活是孩子自己的生活,必须尽早培养孩子独立生活的能力。与此相反,中国家长则认为孩子年龄尚小,缺乏生活经验,必须替孩子做决定。结果,美国孩子长大后最爱说的一句话是:"我知道,我会。"中国孩子长大后最爱说的一句话是:"我听话,我是好孩子。"美国孩子半饥半饱、独往独来,自己想说什么就说什么、想做什么就做什么。中国孩子则肚皮鼓鼓,面色红润,长大后服从领导,兢兢业业,领导让说什么就说什么,让做什么就做什么。

美国家长不管孩子吃什么、饱不饱,却严格管教孩子的吃相。不许端起盘子放在嘴边,不允许张着嘴咀嚼然后双唇作响,不许大声吸面条、

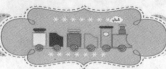

稀饭或者其他液体，不许含着满嘴饭菜含混说话，更不许进了嘴的东西再吐出来。

中国家长讲实惠，注重孩子吃什么、吃多少，一般对吃相不太在意。大人小孩吃得热热闹闹、咂嘴吸汤、剔牙打嗝，十分尽情尽兴。于是，美国孩子长大后注重仪态修养，尊重他人；中国孩子长大后讲究自我，看重己欲。

吃饭影响人的一生。

14. 最好不让孩子喝冰水

专家提醒，首先不要给孩子喝太多冰水，因为大量喝冰水容易引起胃黏膜血管收缩，不但影响孩子的消化甚至可能引起肠痉挛。其次，饭前不要给孩子喝水，饭前喝水可使胃液稀释，不利于食物消化，也影响食欲。

孩子最好喝白开水，因为纯净的水缺乏各种微量元素，长期喝纯净水对健康不利。小儿处于生长发育阶段，代谢旺盛，对水的需求量大，家长在保证孩子喝足够的奶后，还应保证孩子喝足够的水。

此外，年龄较小的孩子在深睡后不能控制排尿，如果在睡前喝水多了，容易尿床。即使不尿床也会影响睡眠质量。

二、宝宝四季饮食细则

1. 春季儿童饮食多注意

春季是宝宝生长发育速度最快季节，身体对钙营养的需求也相应增加，饮食上应给宝宝多选用豆制品、鱼虾、芝麻和海产品等食物。为了保证钙营养的吸收，除了增加宝宝户外活动的时间外，还要提供含维生素D较丰富的饮食，如蛋、奶、动物肝、海产品等。

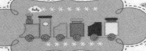

贴心提示:注意限制宝宝过多地吃糖或甜食,因糖类易使体内的钙和维生素 D 被消耗掉,导致身体缺钙。

2. 春季应该为宝宝增加蛋白质

春季宝宝生长发育速度增快,器官组织对优质蛋白质的需求也随之增加。因此,副食上应比平时适当增加鸡蛋、鱼虾、鸡肉、牛肉、奶制品及豆制品等,主食上多选用大米、小米、红小豆等。

牛肉、羊肉等食物性温热,不宜让宝宝吃得太多,多选用易消化吸收的鱼虾类或蛋类,蛋、肉、鱼尽量不要用油炸,米不要淘洗的次数过多,也不宜放在热水中浸泡。

3. 维生素和矿物质不可少

科学家提出,春季儿童体内缺乏维生素 A 是易患呼吸道感染疾病的一大诱因。印度尼西亚的研究人员对 140 例死亡儿童研究结果是:在感冒等呼吸感染性疾病高发季节,给儿童增加含有丰富维生素 A 的食品可使儿童死亡率减少 3/4。富含维生素 A 的食物有胡萝卜、苋菜、菠菜、南瓜、红黄色水果、动物肝、奶类等。

小白菜、油菜、柿子椒、番茄等新鲜蔬菜和柑橘、柠檬等水果,富含维生素 C,具有抗病毒作用。

富含维生素 E 的食物也应食用,以增强机体的抗病能力,这类食物有芝麻、青色卷心菜、菜花等。此外,主食上还应适当搭配粗粮和杂粮,如玉米、麦片和豌豆等。

贴心提示:为了吸引宝宝吃的兴趣,带宝宝郊外踏青时也可采一些野菜带回家,如荠菜、香椿、苜蓿、苋菜等;春令蔬菜可炒、可炖,还可包成馄饨、饺子和春卷等。烹调蔬菜时要用猛火,时间不宜长,减少水溶性维生素的损失。

提供必需量的脂肪,春天不但是长身体的季节也是长智力的大好时光。由于脑组织中有两种重要的不饱和脂肪酸人体不能自行合成,所以应注意从食物中摄取。妈妈们可别因为自己要减肥而认为脂肪是"儿童不宜"的。

4. 夏天宝宝不爱吃饭的原因和应对措施

夏天到了,宝宝不爱吃饭了。怎么办?

(1)查找原因:夏天不想吃饭很正常,就像冬天人们特别开胃一样。为什么会这样呢?因为随着气温的升高,人体皮下血管扩张,皮肤血流量是平时的3～5倍,全身的血液加快,相对而言,胃肠道的供血就会减少。另外,宝宝夏天老出汗,所以会补充很多水分,喝水多更让人有饱胀感,不想吃饭。还有到了夏天,消化液的分泌也会减少,这会导致胃肠蠕动速度减缓。同时,夏天不需要像冬天那样向人体提供大量热能,所以人迟迟没有饥饿感。

中医学认为,夏天正处于暑湿天气,湿气比较重在一定程度也会影响胃肠道的消化吸收功能。

(2)应对措施:由于夏天宝宝的消化道功能减退,食欲下降,所以建议在日常饮食上一定注意以下几点:

①不要让宝宝过多地吃生冷的食物,如冰棍、冰镇饮料等。

②在平时做饭时,调料不要太浓,要以清淡为主。多让宝宝吃黑木耳、豆制品,可适当吃一些瘦肉或者鱼类,尽量少吃过于油腻或者高脂肪的食物。

③多让宝宝吃蔬菜,如黄瓜、苦瓜、冬瓜等,有助于祛火。

④炎热夏季多吃点酸的食品对身体很有益处。味酸的食品不仅能健脾开胃,还可以防止腹泻、肠炎等疾病。酸味食品能有效促进食欲。

⑤热天宝宝睡眠质量下降,也会影响脾胃功能,造成脾虚厌食,所以要保证宝宝有充足睡眠。

⑥天热不想吃饭时,不让宝宝抱着大西瓜啃。西瓜虽好,但是缺少人体需要的其他营养。西瓜本来就是寒性,冰镇西瓜更是损伤脾胃,不利健康。

⑦还有不少人则喜欢靠咸菜、咸鱼来刺激食欲。让宝宝少吃些吧!

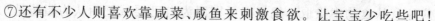

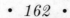

咸菜等食物里的致癌物质亚硝酸盐含量高,易刺激胃黏膜,这些食物既没有营养,有些还加防腐剂,对健康不利,况且咸菜也不卫生,易患胃肠炎,应尽量少食,并注意保洁、保鲜。

⑧宝宝食欲缺乏,一旦确诊为功能性消化不良,治疗首先应调整饮食。少给宝宝吃冷饮、冷食,而应进食无刺激性的食物,避免不易消化的食物及饮用各种碳酸饮料,以减轻胃肠道负荷。

⑨如果宝宝午餐时"见饭就怕",家长可以"曲线救国",改为在早餐上下工夫,多吃牛奶、面包、鸡蛋等,午餐则吃面条、绿豆粥等。晚上睡觉前喝杯牛奶,以补充营养。

5. 夏季呵护宝宝的肠胃

夏季是宝宝腹泻的高发季节,而腹泻又是破坏宝宝肠道健康的首要因素。为了不让宝宝的肠道受到伤害,父母应把好他们的"饮食关"。

(1)夏季是大肠埃希菌最容易孳生的季节,它们分泌出的毒素对宝宝的胃肠有极大的危害。

对策:热天尽量不增添不易消化的辅食。

(2)夏季蚊蝇较多,而蚊蝇又是传播病菌的能手,蚊虫也是传染病的传播媒介。没有接种过乙脑疫苗的宝宝更易被传播上,即使是接种了乙脑疫苗也有被传染的可能。

对策:父母不要让宝宝吃剩饭剩菜,并养成饭前便后洗手的良好习惯。

(3)少吃冰棍等冷饮品。如果过多摄入冷饮,轻者刺激胃肠黏膜,血管收缩,导致胃肠道分泌紊乱,诱发"冷食性胃肠炎",出现腹胀、恶心、呕吐、消化不良等症状;重得可能引起肠套叠(一段肠管套进另一段肠管之中),导致肠梗阻,危及宝宝的生命。

对策:多安排些清淡爽口、蛋白质丰富且易消化的食物。油腻、多糖的食物要限制,西瓜、水果、绿豆汤、冬瓜汤等天然防暑降温食品可多吃。

(4)夏季的高温天气,让宝宝消耗量不断增大,只有多补充营养才能保持身体的"收支平衡"。可是,在这个季节里,宝宝普遍胃口不佳,为了

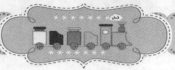
不让他们缺乏生长发育必需的营养,我们建议父母灵活改善宝宝的饮食。

对策:夏季最好让宝宝多吃清淡、易消化、少油腻的食物。夏季是瓜果蔬菜的旺季,如黄瓜、番茄、莴笋、扁豆、毛豆、丝瓜等富含多种维生素和胡萝卜素、矿物质等食物,可以开动脑筋,用这些新鲜时令的蔬菜做些清凉爽口、色彩鲜艳、清淡而有特色的凉菜。同时,添加一点特殊的作料更可防病抗暑,一举两得。巧加作料可以帮助消化,如在菜中加入蒜泥,既能使凉菜更加清凉可口,又有助于预防肠道传染病。在菜中加点醋,也能增加宝宝食欲、帮助消化吸收。

(5)夏季对人体影响最主要的因素是暑湿之毒,暑湿侵入机体后会导致毛孔张开,过多出汗造成气虚,还会引起脾胃功能失调,食物消化不良等。

对策:让宝宝多吃些凉性蔬菜有利于生津止渴、除烦解暑、清热泻火、排毒通便。

夏季的凉性果蔬瓜类,如苦瓜、丝瓜、黄瓜、菜瓜、甜瓜等。

6. 妙烹调增强宝宝食欲

因为夏天宝宝出汗多,锌也丢得多,所以还得靠鱼、虾、肉、鸡等来给宝宝补充锌。怎么使荤菜吃起来爽口一些呢?这里可以给您提供一些烹调妙招——滑炒、醋熘和酿菜。

(1)滑炒:要点是主料上浆;温油;主、辅料分开烹制;最后勾芡。

将鸡、鱼、虾等主料用鸡蛋清、湿淀粉上浆,用手抓匀,再加上调料,如盐、料酒、味精等。用温油将主料"滑开",等色发白、伸展开,即捞出备用。另起锅,煸炒葱姜末和蔬菜;菜熟,加入主料,勾芡、起锅。芙蓉鸡片、芙蓉鱼片即滑炒菜肴。

(2)醋熘:要点是调料中有醋和糖;主料与滑炒同,先上浆、温油滑开;最后加的芡汁多且较浓。加醋不仅可以杀菌,还可开胃。这类菜如醋熘鸡丁等。特点:酸甜适口。

(3)酿菜:选红、黄、绿三色甜椒,去蒂去籽后把主料填入椒内当馅,

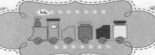

给肉馅穿上"外衣",蒸熟即可。特点是宝宝不仅吃着新鲜,而且味道也清淡。

7. 宝宝夏季的开胃佳肴

夏天到了,宝宝们的胃口都变得差了,妈妈精心为宝宝准备了一桌丰盛的饭菜,孩子却不领情,对着饭菜摆出爱理不理的样子,这到底是怎么回事?

其实,这也不全怪孩子挑食、不听话。夏日炎炎,天气闷热,人体新陈代谢旺盛,连大人都食欲缺乏,别说胃肠道功能相对弱的孩子了。聪明的妈妈要开动脑筋,费点心思,不仅用诱人的美味为宝宝开胃,还要注意宝宝夏季营养的合理搭配。只有这样,宝宝才会吃得开心,爸爸妈妈才能过一个舒畅的夏天。

(1)红豆薏米粥

原料:红豆50克,薏苡仁50克,大米50克。

制作方法:这款消暑开胃粥的做法非常简单,只要将以上3种原料加入适当的水(大约1 000毫升),熬熟即可。

特点:红豆和薏苡仁都具有健脾止泻的功能,而且能预防宝宝中暑,所以是宝宝夏季最适宜的粥。

(2)奶汤煮大白菜

原料:大白菜200克,食盐2克

配料:浓白肉汤750毫升,熟猪油50克,味精2克。

制作方法:大白菜洗干净,理成片。炒锅置旺火上,放入熟猪油,下大白菜,加肉汤,煮至大白菜变软后加食盐、味精,再煮片刻,盛入大汤碗里即成。

特点:汤色乳白,口味清淡鲜醇,大白菜香甜可口,是夏天引发宝宝食欲的好菜肴。

(3)鲜虾丝瓜汤

原料:鲜虾100克,丝瓜200克。

配料:植物油、料酒、姜、葱、味精、食盐各适量。

制作方法:丝瓜刨去外皮,洗净,切成斜片;葱切成葱花;姜切成丝;鲜虾去肠,洗净,加入料酒、少许食盐拌匀,腌10分钟。锅置火上,倒入植物油烧热,下姜丝、葱花爆香,再倒入鲜虾翻炒数下,加适量清水煮汤,待水沸后放入丝瓜片,煮至虾、瓜熟后,加食盐、味精调味即可。

特点:味鲜美,丝瓜含有蛋白质和多种维生素、微量元素,不仅营养丰富,还能消暑解渴。

8. 暑天饮食四件宝

(1)西瓜翠皮:西瓜,先吃瓤,后吃皮。把西瓜皮去掉最外面的硬皮,即得西瓜翠衣。将翠衣切片开水焯过,沥水。热油,用葱姜末炒香,放少许水、盐、糖,加入翠衣,勾薄芡,淋香油出锅。

(2)荷叶冬瓜汤:新鲜荷叶撕碎。冬瓜去皮、籽,切片与荷叶同煮,汤成,去掉荷叶,加少许盐即可。

(3)荷叶粥:煮米做粥,快熟时将洗净后的鲜荷叶盖在粥上,用文火煮片刻,待粥熟呈淡绿色后搅匀即可。特点:鲜荷叶入馔,不仅荷香盈齿,而且是清热解暑的"良药"。

(4)凉拌黄瓜:黄瓜的皮、瓤、籽、汁等都有营养。很多人为了口感更脆先腌弃汁,其实非常可惜。最好的方法是:少放盐,适当加醋、加糖,不要弃汁。特点:在食疗中,黄瓜属凉性食物,可解暑开胃。

9. 儿童夏季补水喝得要有道理

饮料好喝,但不能替代水。年轻的父母们每天都在为宝宝的一日三餐花心思,可对这张小嘴巴喝什么却听之任之。尤其在夏天,花样繁多的饮料广告使有的孩子只喝饮料而不喝白开水。于是,一些孩子养成了好喝饮料而不爱吃饭的坏习惯。无节制地喝饮料对孩子的健康不利,家长们需要适当控制一下孩子的嘴,利用一段时间来帮孩子调整一下喝的习惯。

饮料代替水影响孩子食欲。也许有的家长知道碳酸饮料对孩子不好,所以从不让宝宝喝。可有的家长认为,爱喝什么就喝什么吧,没什么关系。其实这是错误的,放纵孩子会喝出龋齿、喝出营养不良。

首先孩子胃的容量有限,饮料喝多了,尤其在饭前喝甜饮料必然影响孩子的食欲和进食量,影响对所需营养素的全面摄取,久而久之便造成营养失调或营养不良,影响孩子的生长发育和健康。其次,饮料喝多了必然增加胃肠的负担,引起消化功能的紊乱,从而导致消化系统的疾病。另外,某些饮料中的色素和防腐剂也会对儿童发育中的大脑造成损害。国外一些研究指出,过多的色素和防腐剂可能是儿童多动症的病因。因此,家长应控制孩子喝饮料,更不能以饮料代水。

10. 用黄瓜汁预防口腔溃疡

黄瓜汁的口感和营养俱佳,在夏天可以用来预防口腔疾病。

如果吃腻了炒黄瓜和拌黄瓜,偶尔喝一杯黄瓜汁就别有一番风味,更能预防夏天里多发的口腔疾病。

(1)制作方法:把新鲜的黄瓜简单用糖腌一下,或者直接加冷开水在榨汁机中榨汁直接饮用。

(2)喝法:黄瓜汁在早晨喝一杯能起到清爽肠胃的作用。因为黄瓜中含有大量维生素,可以缓解发炎症状,对口腔溃疡能起到有效的治疗作用。饮用黄瓜汁的时候,如果觉得稀释后的黄瓜汁口感有点苦涩的话,可以适量加一点蜂蜜来调味。

(3)疗效:美国营养专家研究还发现,每日饮用一杯黄瓜汁能起到防止头发脱落和指甲劈裂的作用,还可以增强人的记忆力。

众所周知,黄瓜具有利尿、强健心脏和血管、调节血压、预防心肌过度紧张和动脉粥样硬化的功效。实验中还发现,吃整个黄瓜的效果不如饮黄瓜汁效果好。

11. 黄瓜馅饺子开胃促消化

夏天天气炎热,很多宝宝都没胃口。营养学家建议,宝宝午餐或晚餐吃点饺子、包子之类带馅的食品,不仅营养均衡,还有助于消化。如果以前没吃过黄瓜馅饺子,不妨尝试一下,不但清凉爽口,还能防暑、降血

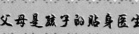
压、预防心脑血管疾病。

制作方法：做馅时，要将黄瓜擦成细丝，略微切一下，挤出水，挤出的水不要扔掉，留在盆中备用。将两个鸡蛋加适量的盐打散在油锅中炒，一边炒一边捣碎，越碎越好，炒好后放凉。爱吃丰富馅料的还可以放一点豆腐。然后将放凉的鸡蛋、豆腐与黄瓜丝加入五香粉、鸡精、葱姜末等搅拌均匀待用。和面时把黄瓜水放进去，面皮不但会更加筋道，而且口味更好。

黄瓜肉做馅，削下来的皮可以做一道清热祛火的黄瓜皮茶。

先把黄瓜皮放在太阳下晒干，然后用手揉碎。水200毫升中加入黄瓜皮10克煎水，水沸后改成小火，把水煎至一半即可。这样的天然茶饮，每天喝几杯都可以，能有效缓解头痛、发热等夏季常见的中暑反应。

12. 秋季腹泻，少喝牛奶

秋季来临，消化门诊患腹泻的儿童明显增多。儿童患腹泻后不要再喝牛奶，可以喝点加盐的米汤。

秋季是宝宝容易发生腹泻的季节。主要症现为持续高热、咳嗽、呕吐，不少儿童伴有腹泻。因为腹泻、呕吐及发热等可以丢失大量液体，所以很容易引起脱水，加重病情。如果不及时补充液体，严重脱水可危及宝宝生命。发生宝宝腹泻时父母不要着急，首先要观察孩子有无脱水，还要学会估计脱水程度。

（1）轻度脱水：一般宝宝易烦躁、爱哭、口渴，眼泪减少，尿量也相应减少。

（2）中重度脱水：宝宝精神差、烦躁不安或嗜睡，重者出现昏迷，四肢软弱无力，无眼泪或口舌干燥，两眼窝明显凹陷，尿量明显减少或无尿，宝宝突然明显消瘦。

根据孩子的症状，腹泻引起轻度脱水可以在家中治疗。不要喝牛奶，也不要喝白开水，喝有盐味的米汤或糖盐水可以起到预防脱水的作用。但家庭治疗期间一定要密切观察病情变化，如果腹泻次数和量增加，宝宝出现频繁呕吐、高热不退时应及时到医院治疗。

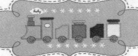
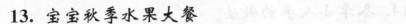

13. 宝宝秋季水果大餐

根据中医营养学原则,在秋天一定要少吃一些如葱、姜、蒜、韭、椒等辛味之品,以防肺气过盛。而多吃一些酸味的水果和蔬菜,增加肝脏的功能可抵御过盛肺气之侵入。下列水果可供妈妈们选择,让宝宝尝尝水果大餐。

(1)苹果:营养丰富,为水果佳品之一,除供鲜食外也可进行加工。中医学认为,苹果具有生津、润肺、除烦、开胃、止泻、通便之功效。宝宝消化不良可榨汁服之。苹果还能预防和消除疲劳,苹果中的钾能与体内过剩的钠结合并使之排出体外。

(2)石榴:性味甘、酸涩、温,具有杀虫、收敛、涩肠、止痢等功效。石榴果实营养丰富,维生素C含量比苹果、梨高1～2倍。

(3)葡萄:性味甘、酸,鲜食酸甜适口,生津止渴,开胃消食。葡萄除含有大量葡萄酸、果糖外,还含有蛋白质、氨基酸、柠檬酸、苹果酸、维生素C、胡萝卜素、维生素B_2,以及钙、铁、磷等,对宝宝健康成长非常有益。

(4)芒果:性味甘、酸、凉、无毒,具有益胃、解渴、利尿的功效。芒果色、香、味均佳,营养很高,含有丰富的维生素和糖分且容易入口,很适合宝宝食用。

(5)杨桃:性味甘、酸、平,能生津止渴,据古代医书记载:"止渴解烦、除热、利小便、除宝宝口烂。"秋天宝宝易患风热咳嗽、咽喉肿痛,用杨桃洗净鲜食可治。

(6)柚子:性味酸、寒、无毒,可化痰止咳,健胃消食,消肿止痛,果肉风味甜酸适口。柚子以含维生素C丰富而著称。维生素P(芦丁)的含量也较柑、橘、橙略多,因此更有益于肥胖症宝宝。

以上仅是以水果为例来说明秋天常吃些酸味的食品大为有益,当然还有一些蔬菜,宝宝常吃也大有好处。但妈妈要切记,摄入量要控制好,做到均衡饮食,否则便适得其反了。

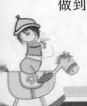

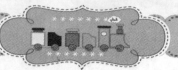
14. 冬季小人参的做法

萝卜是我国人民喜食的菜蔬,民间有"十月萝卜小人参""萝卜熟医生哭""萝卜上了街,药铺取招牌""冬吃萝卜夏吃姜,不劳医生开药方"等谚语。其药用价值在于营养成分丰富而均衡。

萝卜含有大量的葡萄糖、果糖、蔗糖、多种维生素、矿物质,其中维生素C的含量比梨和苹果高出8~10倍。萝卜的食用方法很多,烧、炒、炖、拌、做馅、做汤等,还可腌、酱、泡、晒干,做成各种萝卜制品。下面是几种萝卜的家庭制法。

(1)萝卜羊肉汤:取羊腿肉500克,洗净,加黄酒、生姜片浸半小时,入油锅爆炒一下,倒入砂锅内,加水煮沸后用小火煨半小时;再将白萝卜切成滚刀块,放入水中煮沸,倒掉水,加入羊肉汤内,放盐,继续用小火煨至萝卜、羊肉酥烂即可。因羊肉性热,入脾、肾两经,有补脾肾、壮筋骨、御风寒的作用。

(2)排骨萝卜汤:白萝卜500克左右,切成转刀块放入水中煮沸,倒掉水。小排骨(软肋)500克。二物同入锅,放上料酒、盐,加水煮烂既可。此汤清淡味鲜,且可养脾胃、化痰积及促进蛋白质和钙的吸收。

(3)红烧萝卜:将白萝卜切成滚刀块,放入水中煮沸,倒掉锅中水(这样可去萝卜辛辣味),再将煮过的萝卜入油锅炒一下,放上酱油、盐、味精,加少许水煮熟,放少许糖后即可。此菜味美酥软,且有和中消食化痰之功。

(4)萝卜酸梅汤:鲜萝卜250克切成薄片,酸梅2枚,加清水3碗,煎至一碗半,用食盐少许调味,去渣饮用。

适用于饮食积滞或进食过饱引起的胸闷、胃灼热、腹胀、肋痛、烦躁气逆等症。

(5)萝卜丝饼:白萝卜250克切成细丝,用菜油煸炒至五成熟。另取猪瘦肉100克切细,与萝卜丝调和成馅。面粉250克和成若干面团,每个面团包入萝卜馅,压成饼状,放入油锅中烙熟即成。有健胃、理气、消食、化痰之功,可治疗食欲缺乏、食后腹胀、咳喘多痰等症。

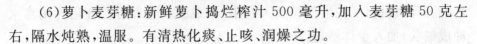

（6）萝卜麦芽糖：新鲜萝卜捣烂榨汁 500 毫升，加入麦芽糖 50 克左右，隔水炖熟，温服。有清热化痰、止咳、润燥之功。

（7）萝卜粥：萝卜 2 个，粳米 150 克，如常法水煮熬成粥，每日服食 1 次，对治疗糖尿病有一定辅助功效。

（8）蜜萝卜：取霜降后的白萝卜洗净捣烂取汁，炖后加适量蜂蜜，温服，每次 50 毫升，每日 2 次，有止咳化痰之功，可治疗咳嗽痰多等症。

15. 冬季小厨房

（1）冰糖鸭梨水：把 2 个山楂，1 个鸭梨洗干净削皮切块，放在一块煮，煮完以后放些冰糖，做成饮料。可以每天煮，全家喝。山楂消食、健脾胃；梨酸甘化阴，能够养阴清热。如果觉得孩子还有点痰，还可以往里面放一小块橘子皮。

（2）香菜萝卜汤：冬天吃饭的时候可以多喝放香菜的萝卜汤。可以用排骨炖，也可以用羊肉炖。羊肉补气养血，萝卜理气调畅，香菜有清热发散的作用。

（3）五彩蛋羹：把切碎的番茄、胡萝卜、小白菜、木耳、鸡肉（或鱼肉）放入少量水中做成浓菜汤。蒸好蛋羹后，把浓菜汤浇在蛋羹上就做成了色彩鲜艳、营养丰富的五彩蛋羹了。

（4）南瓜山药粥：把山药和南瓜切成 1 厘米见方的小丁，大米粥煮沸 10 分钟后，把南瓜丁和山药丁放入一起煮。米熟后，山药和南瓜也就煮烂了。

（5）鱼肉馅馄饨：把一块没有刺的鱼肉和泡好的香菇一起剁成肉馅，拌入盐、香油和少量水，向同一个方向搅拌 5 分钟，直到肉馅变成黏稠的糊状。用馄饨皮包好，加入煮沸的高汤中，出锅时加入一点儿撕碎的紫菜和切碎的香菜即可。

（6）烤馒头片：把馒头切成 1 厘米厚的片，放在平底锅上，用小火烘烤。烤到馒头片干爽、表面微微发黄即可。馒头片可以给孩子当点心吃，练习咀嚼，也可以在吃正餐的时候配着粥、汤一起吃。

（7）油炒面：以动物油（猪油、牛油等）或植物油与面粉在铁锅里煸

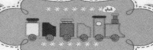
炒,然后将核桃仁、花生仁等放入其中,炒成微黄色即可。食用时用沸水冲成糊状,加入少许糖,其味香甜。

(8)萝卜丝烧饼:将标准粉加面肥用温水和匀,将面发好后加碱适量揉匀。萝卜切成细丝,撒上适量食盐,然后把水沥干。把猪板油切成三分见方的丁,加大葱末、萝卜丝、食盐拌匀成馅备用。把面皮抹上馅包好,捏紧口,擀成饼,如有芝麻蘸上一些更好,用手稍微一按,以急火烙即可。

(9)肉丁馒头:将猪肥瘦肉切成约0.5厘米的方丁,加盐、葱、姜及少许酱油、香油拌匀后,放置4小时使其入味;面粉发酵后调好碱,将面团搓成一个一个小团子,按扁后包上调好的肉丁,使之成小馒头状,上笼屉蒸熟。

(10)白菜肉卷:将白菜叶用沸水烫一下。把调好味的猪肉馅放在摊开的白菜叶上,卷成筒状,再切成段,放入盘内加葱、姜、料酒、酱油、盐、花椒、大茴香等,蒸30分钟即可。

(11)五仁包子:面粉发酵后调好碱,搓成小团子,做成圆皮备用。将核桃仁、莲子、瓜子仁切碎,加炒好的黑芝麻及红丝、白糖、大油,拌匀。面皮包上馅后,把口捏紧,然后用急火蒸15分钟即可。

(12)炸胡萝卜盒:将粗的胡萝卜切成约0.2厘米厚的连刀片,用沸水烫一下待用。以葱、姜、酱油、盐等将肥瘦猪肉馅调好味。把肉馅夹入胡萝卜内,在面粉糊中蘸过,放入油中炸成金黄色即可。

三、微量元素与宝宝健康的关系

1. 什么是营养素

为了维持生命活动和身体健康,我们每天必须摄入含有营养素和热能的食物。营养素包括六大类:蛋白质、脂肪、碳水化合物、维生素、矿物质和水,其中蛋白质、脂肪和糖类能产生热能。

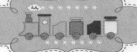

儿童处在生长发育阶段,新陈代谢旺盛,对能量和营养素的需要量比成人高,只有满足儿童的营养需求才能保证其体格与智能发育正常并形成良好的身体素质。

膳食是儿童营养的主要来源,合理的膳食能满足儿童全部的营养需求。合理膳食又称为平衡膳食,是指每餐膳食应有几种食物组成,由于每种食物提供不同的营养素和热能,因此适当搭配使营养素和热能供给的比例适当,儿童才可以充分吸收和利用。

2. 检测宝宝微量元素是否缺乏

常见的检测方法有两种:头发检测和血液检测。

头发检测作用不大。目前许多医院的微量元素检测手段都是进行头发检测,但是由于头发中微量元素的含量受头发清洁程度、发质、个体生长发育程度和环境污染等多种因素的影响,不能很好地反映儿童微量元素状况。所以,我们一般不提倡给宝宝做头发检测。

血液检测是一种比较科学的方法。通过在宝宝手指上取一滴血可以检测出铜、锌、钙等微量元素的准确含量。不过有关专家也指出了其致命缺陷,即目前世界上还没有一个统一的微量元素正常值范围。因此,通常的血液检查结果也只能作为参考。

判断儿童是否患有微量营养元素缺乏症的关键是要看宝宝症状。一般而言,儿童如果出现厌食、挑食、生长发育迟缓、反复感冒、口腔溃疡、贫血等症状都可能与某种微量元素缺乏有关。

3. 富含微量元素的食物

(1)铁:动物性食物中,如动物肝脏、动物血、肉类和鱼类所含的铁为血红素铁,血红素铁也称亚铁能直接被肠道吸收。植物性食品中的谷类、水果、蔬菜、豆类,以及动物性食品中的牛奶、鸡蛋所含的铁为非血红素铁,这种铁也叫高铁,以络合物形式存在,络合物的有机部分为蛋白质、氨基酸或有机酸,此种铁须先在胃酸作用下与有机酸部分分开,成为亚铁离子,才能被肠道吸收。所以,动物性食品中的铁比植物性食品中

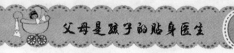

的铁容易被宝宝吸收。为预防铁缺乏,应该为宝宝首选动物性食品。

(2)锌:动物性食品中的牛肉、猪肉、羊肉、鱼类、牡蛎含锌量高。植物性食品中的蔬菜、面粉含锌量少,且难吸收。

(3)铜:含铜最多的食品是肝脏,大多数的海产食品如虾、蟹含铜较多。豆类、果类、奶类含铜较少。

(4)碘:因海水含碘丰富,所以海产品都含有碘,特别是海带、紫菜含碘最多。

(5)硒:谷物、肉类、海产品含量高,除缺硒地区外,一般膳食不缺硒。

因各种食品含微量元素多少不同,为预防微量元素缺乏应吃多种食物做成的混合食物,不能偏食、挑食。

4. 婴幼儿微量元素以食补为主

(1)0～4个月的宝宝:母乳喂养的乳儿可以从母乳中获得生长发育所需要的微量元素。如果乳母本身膳食结构中缺乏某种营养元素那么婴儿就会缺乏。所以,母乳喂养的妈妈应饮食品种多样化,饮食搭配合理化,饮食食品天然化,烹调技术科学化;食品宜粗不宜精,食品宜简不宜繁。牛奶喂养的乳儿可以从配方奶中获得生长发育所需要的各种元素。

(2)4～12个月的宝宝:无论是母乳喂养还是牛乳喂养的乳儿,4个月后都需要添加辅助食品以保证足够的营养物质摄入,尤其是保证各种微量元素的摄入。奶类是这一时期婴儿钠、钙、磷、钾、镁、锌、铜、碘的主要来源,谷物是这一时期婴儿铁、锰、硒的主要来源,蛋、绿叶蔬菜是这一时期婴儿铁的主要来源。水也是一些元素的主要来源,合格的矿泉水和白开水最好。我总在文章和医嘱中反复强调婴幼儿多饮水,很多妈妈都认为水没有任何"营养"只是解渴,所以水的摄入量远远不达标。

5. 为宝宝补充微量元素的推荐食谱

(1)提供铁、钙、磷的蛋黄奶糕:将鸡蛋水中煮熟(约6分钟),取出蛋黄碾碎,用牛奶和成糕状或粥状。直接喂食。

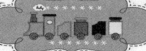

（2）富含钾、镁、铁的绿叶菜泥（汁）：芹菜、紫菜、菠菜、茼蒿等蔬菜洗净后用清水浸泡 1 小时，放入沸水中即刻捞出，在干净菜板上剁成菜泥，挤出菜汁。可直接喂食也可和到面条或米粥中。如果婴儿吞咽能力很好可直接喂食菜泥。

（3）富含锌、铜、铬、硒的鲇鱼汤：鲇鱼洗净，放入冷水中。加入花椒 5 粒，葱白 1 段，煮沸至水变成乳白色（约 20 分钟），熄火后放少许食盐、香油，直接喂食鱼汤。

（4）含锌丰富的栗子粥：将栗子 5 个剥皮后切碎。锅置火上，加入水，放入栗子煮沸后，放入大米 1 把混合同煮至熟即可喂食。

（5）含锌丰富的荠菜鸡肝米：将鸡肝 150 克洗净，切成米粒状，加少许黄酒、食盐、蛋清、水淀粉搅和均匀，把荠菜洗净切成碎末。锅内放少许油，姜末爆香后，下入切好的肝粒翻炒十几下，把切好的荠菜倒入，略加一点儿水。煮沸，勾薄芡出锅即可食用。

（6）含铁丰富的蟹蓉烩苋菜：将蟹肉斩蓉，盛入碗中，用少许牛奶调开，加入鸡蛋清搅匀成蟹蓉。苋菜在沸水内焯一下捞出。锅内放入油烧热，烹入料酒，加入鸡汤、食盐、胡椒粉，放入苋菜、蟹蓉，待烧沸后用水淀粉勾芡，加入牛奶搅匀，熟后装碗，撒上火腿蓉即可食用。

（7）含铜丰富的桃仁烩口蘑：将洗净的口蘑 25 克去根，放入碗内，加入鸡汤 125 毫升，放入蒸屉蒸 1 小时左右，将口蘑取出切片，用清水洗净，碗内汤留用；核桃仁用沸水泡过，捞出去皮，切成小块。炒锅内放入鸡汤 125 毫升，再把蒸口蘑的水加上。烧沸，下入口蘑片，加入少许酱油、绍酒、食盐，撇去浮沫，水淀粉勾芡盛入碗内。原炒锅内放入鸡汤 125 毫升。把核桃仁放进去氽一下，捞出与口蘑放在一个碗中，撒上豌豆苗尖即成。

6. 缺锌会影响宝宝的发育

锌是人体重要的微量元素之一，参与体内含锌酶和锌依赖性酶的组成和活性，在组织呼吸及蛋白质、脂肪、碳水化合物及核酸代谢中起重要作用；促进细胞分裂生长和组织再生，故缺锌可影响体格生长、智力发育和生殖功能。

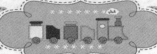

味觉素含有锌原子可维持味觉,促进食欲。锌影响视网膜视黄醇还原酶活性,并参与视黄醛的合成,缺锌时可影响感光物质的合成和肝内维生素 A 的动员而发生夜盲。锌可促进与免疫有关酶的合成,增强机体免疫功能。

7. 宝宝缺锌的原因

(1)摄入不足:锌摄入不足是小儿锌缺乏的主要原因。大多数食物含锌量很低,营养不良,特别是长期缺少动物性食物者易致锌缺乏;长期采取全部肠外营养的患儿,因所摄入溶液中缺乏锌,易发生本病;肠道吸收不良可见于脂肪泻、肠炎等疾病,以及长期进食含有过多植酸盐或纤维素食物,均可影响锌的吸收利用。

(2)丢失过多:常见于慢性失血、溶血(红细胞内有大量的锌,随红细胞破坏而丢失);长期多汗、组织损伤(创伤、烧伤的渗出液含锌);肝肾疾病、糖尿病及使用利尿药噻嗪类等(尿中锌排泄量增加);长期使用整合剂如青霉胺等药物(与锌形成不溶性复合物);单纯牛奶喂养者(牛奶内有干扰锌吸收的络合物)。

(3)需要量增加:小儿生长发育迅速,尤其是婴儿对锌的需要量相对较多,易出现锌缺乏,如早产儿可因体内锌储量不足,加之生长发育较快而发生锌缺乏。此外,营养不良恢复期、外科术后与创伤后恢复期等锌的需要量亦增加,若未及时补充易致锌缺乏。

(4)先天性代谢障碍:见于肠病性肢端皮炎,是遗传性锌吸收障碍性疾病,临床主要特征为腹泻、皮炎和脱发,患儿多于婴儿期起病。

8. 宝宝缺锌的临床表现和诊断

(1)临床表现:多发生于 6 岁以内小儿,起病缓慢。锌缺乏开始表现为食欲缺乏、厌食或拒食,常伴有味觉减退、异食癖及复发性口腔溃疡等。尔后生长迟滞或停止,身材矮小、性发育延迟。

视觉暗适应能力下降,重症者可出现角膜混浊。免疫力差、反复感染、伤口不易愈合。

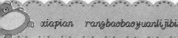
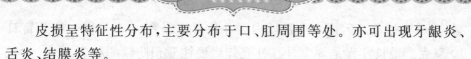

皮损呈特征性分布,主要分布于口、肛周围等处。亦可出现牙龈炎、舌炎、结膜炎等。

孕妇饮食中长期缺锌可影响胎儿生长发育。儿童严重缺锌可影响脑功能,表现为急躁、嗜睡、抑郁或学习能力差等。

(2)诊断方法:诊断锌缺乏不能仅靠临床症状和体征,还要有实验室检测。

血液含锌量可反映宝宝目前体内锌的情况。但血锌测定值也受到一些因素的影响,对测得的值要做具体分析,要把影响发锌和血锌测定值的因素充分考虑进去,再对其测得的数值进行判断。要请正规机构检测和有经验的医生判断,不要轻信保健品推销机构的检测。

发锌与血浆锌的含量没有密切的关系,发锌不能代替血锌,也不能表明目前宝宝体内锌的情况。所以,父母不要因为宝宝化验头发锌值偏低就大补特补,否则会造成锌中毒。

由此可见,锌缺乏的诊断并不能随便。

9. 关于补锌的建议

近年来,人们对锌缺乏有了普遍认识,也了解许多关于锌缺乏问题,尽管还不像对钙缺乏了解的那样普遍,但给宝宝补锌的家长越来越多了。婴儿期是否需要像补充维生素D和钙那样常规补充锌吗?没有诊断为锌缺乏病者不需要预防性补充锌制剂。

(1)补锌别过量,适时补,有好处,没坏处。一份权威性调查报告指出,我国儿童有40％以上缺锌,补锌最大的误区是把锌当作钙一样长期补充。长期补锌的最大弊处是影响了铁的吸收。

(2)不能明确诊断是否缺锌时怎么办? 如果医生认为您的宝宝缺锌,宝宝也有缺锌的症状,但没有化验血不能明确诊断时,可试验性给予锌剂。6个月以内婴儿,每日补充锌3毫克,6个月以上婴儿,每日补充锌5毫克,也可按照体重计算,0.5毫克/千克体重。最大不能超过每日10毫克,连续补充不能超过3个月。

(3)明确诊断缺锌时怎么办? 如果确诊是锌缺乏症可以补充到1.5

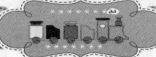

毫克/千克体重/日，或 6 个月以内婴儿每日 6 毫克；6 个月以上婴儿每日 10 毫克。最长疗程是 3 个月。补充锌后要注意预防铁的缺乏。

（4）补锌有时间和量的限制。锌的补充也有量和时间的限制。不能认为锌是营养药，没有不良反应，可以放心大胆给宝宝吃。微量元素并非灵丹妙药，多多益善。营养药补多了照样会中毒。维生素不可缺少，补多了也会中毒，如维生素 D 中毒、维生素 A 中毒等。矿物质过量补充也同样会引起中毒。补充一种元素时会影响另一种元素的吸收和利用。长期补充锌元素不但会引起锌中毒，还会因为影响铁的吸收而导致婴儿缺铁性贫血。铁过量会引起脑部神经损伤；钙过量会导致内脏钙化等。

10. 宝宝缺钙的表现

小儿缺钙实际上主要是缺乏维生素 D，也叫佝偻病。小儿缺钙通常出现神经、骨骼和肌肉 3 方面的表现。

轻微缺钙或者缺钙的早期，主要表现出精神神经方面的症状，如烦躁磨人，不听话爱哭闹，脾气怪；睡眠不安宁，如不易入睡、夜惊、早醒，醒后哭闹；出汗多，与气候无关，即天气不热，穿衣不多，不该出汗时也出汗；因为汗多而头痒，所以小儿躺着时喜欢摇头磨头，时间久了后脑勺处的头发被磨光了，形成枕秃。这些现象或多或少都存在时才考虑缺钙，如果仅有出汗不能诊断是缺钙。

严重缺钙时精神神经症状加重，出现抽搐同时还会出现骨骼及肌肉的表现，如囟门闭合迟，出牙迟，会站走时间迟，还会出现鸡胸驼背、罗圈腿、肌肉松软无力等。

缺钙还会影响智力及引起免疫力、抵抗力下降，致使小儿容易感冒、发热、腹泻。因此，在小儿生长期预防和治疗佝偻病很重要。

11. 合理补钙益处多

有些父母虽注重给婴儿补钙，甚至一天给小儿 3～4 克钙，但宝宝仍有缺钙的表现。其主要原因是有些因素影响了钙质的吸收。为做到正

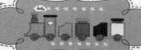
确地给婴儿补钙,父母须注意以下几点:

(1)钙剂不与植物性食物同吃:有些植物性食物,如谷类,尤其是全麦片、全麦、麸皮等因含植酸高,影响钙的吸收;又如菠菜、香菜、苋菜等多种蔬菜都含草酸盐、碳酸盐、磷酸盐等,与钙结合妨碍钙的吸收。

(2)钙剂不与油脂类食物同食:油脂分解后生成的脂肪酸与钙结合后不容易被吸收。

(3)每餐不吃过多的肉、蛋:因为各种肉类、蛋类中含磷酸盐较多,与钙结合后会影响钙的吸收。

(4)掌握补钙的时间:由于奶制品中的脂肪酸会影响钙质的吸收,因此补钙最好安排在2次喂奶之间。有些食物虽营养较丰富,如豆浆,但含钙量较低,精米、白面含钙量也较低,在给小儿吃这些食物的同时都要注意另外补充钙质。

(5)多吃含钙多或能促进钙吸收的食物:例如,奶类(人奶、牛奶、羊奶等)含钙较丰富,吸收也充分;动物肝脏、蛋黄、鱼、肉及豆类,含有丰富的维生素D,可以促进钙的吸收,但动、植物中的维生素D要经过紫外线照射转化为内源性维生素D才能被人体利用,故小儿要适当晒太阳。海带、小虾皮等海产品含钙量高;紫菜、菜花含钙也较丰富,蚕豆连皮吃提高钙的吸收;骨头加醋熬汤可增加钙质,糖醋排骨也含有丰富的钙质;将鱼炸酥后连骨吃可提高钙的含量等。哺乳期妇女经常吃这些含钙多的食物可提高母乳的含钙量,对婴儿起到补钙作用。幼儿和儿童要经常吃这些含钙多的食物以增加钙质。

(6)多吃酸性食物:因钙易溶于酸性溶液,在碱性环境则形成难溶的钙盐。故多吃酸水果、果汁、乳酸、氨基酸等能促进钙的吸收。

(7)注意钙磷比例:磷是人体必需的矿物质,但磷摄入过多会与钙形成磷酸钙。研究表明,食物中的钙、磷之比为2:1,牛奶中的钙磷之比为1.2:1时最有利于钙的吸收,母乳中钙磷之比近于2:1。所以,用牛奶喂养的婴儿应增加含钙高而含磷少的食物,如绿叶菜汤或菜泥、苹果泥、蛋类等以矫正钙磷之比。

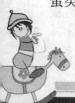

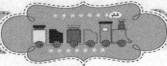

12. 如何为宝宝选择钙剂

宝宝每日补钙量是 400 毫克,鱼肝油 400 单位,除奶量中所提供的钙外,可按实际情况为宝宝补钙。为宝宝选钙应选适合婴儿吃的。

(1)目前市面上钙剂繁多,应选含纯钙量多吸收好的制剂,每日补钙总量300～500 毫克。

(2)目前市面上的鱼肝油有两种,一种是普通的,另一种是浓缩的,浓缩的是普通的 4 倍,用时要注意;每日总量维生素 D、维生素 A 不超过1 000单位就不会中毒。

13. 婴幼儿期是补钙黄金期

虽说从小到老都不可缺钙,但是婴幼儿时期缺钙对健康的影响最大也最长远。

其一:婴幼儿对钙的需要更为急迫。婴幼儿体内的钙每隔1～2 年要全部更新一次,而成年人体内的钙更新一次需10～12 年。

其二:婴幼儿时期缺钙对身高的影响很大。假设一个成年人的身高为 165 厘米,除去 50 厘米是在妈妈子宫内成长的,后天共长高 115 厘米。这 115 厘米中的 1/3(36.6 厘米)是在 2 岁以前生长的。

其三:从牙齿的发育来看,两岁半时 20 颗乳牙就出齐了,恒牙的牙胚也埋伏在下面开始钙化。缺钙,乳牙和恒牙的牙釉质发育不良,易发生龋齿。从小没有健康的牙齿何来健康的体质。所以,补钙一生之计在婴幼儿时期。

有句话"宝宝冬天生,春天防抽风"。这里所说的"抽风"就是"婴儿手足搐搦症"。原因之一是体内血钙水平太低引起的"无烧抽风"。这是为什么呢? 出生在寒冷冬季的宝宝,大多是隔着玻璃晒太阳,紫外线被玻璃挡住了。缺少紫外线的照射宝宝皮肤合成的维生素 D 减少,体内钙的吸收相应不足,机体通过减少钙的利用,来维持血钙水平在标准之上。春风送暖时宝宝在室外活动接触大量阳光,体内维生素 D 猛增,血钙被大量运送到骨骼中去,致使血钙水平猛降反而会出现抽搐。

应对上策:冬天千万别放过任何一个晴朗无风的好日子,露出宝宝的小脸和小手,带上宝宝在户外多晒会儿太阳。春天,注意逐渐延长宝宝的户外活动时间,别晒猛了,而且要保证摄入足够的钙。出生后得不到母乳喂养的婴儿,满月以后可以服鱼肝油以促进牛奶中钙的吸收和利用。鱼肝油含维生素 A 和维生素 D,要注意用量。浓缩鱼肝油每日2~3滴就够了,注意满管是 20 滴左右,鱼肝油吃得太多会引起中毒,切勿认为"鱼肝油是补品,多多益善"。

还有这么一句话"幼儿度苦夏,秋凉把钙加"。夏天宝宝出汗多,从汗液中丢失不少的钙,加上天热食欲差摄入的钙少。秋天秋高气爽,温度适宜应多带宝宝外出晒太阳,同时多补充含钙丰富的食物使体内的维生素 D 和钙多储存一点儿,待冬天来临就可派上大用场了。

人们习惯于把奶称为"婴儿饭",宝宝一旦能上桌吃饭就不再给宝宝喝奶了,其实这样是不对的。营养学家指出,一生不要断奶,因为奶及奶制品不仅含钙丰富而且钙的吸收和利用率高、收益大,宝宝上桌吃饭后还应当每天喝奶。大豆及豆制品同样含钙丰富,小鱼、小虾制成的带骨带皮吃的香酥小菜,花生酱、芝麻酱等配着主食一起吃也都是极好的钙源。再加上麻酱花卷、淋在面包上的花生酱,这一日所需的钙就足够了。只要精心安排好宝宝每一天的饮食,让宝宝多吃含钙丰富的食物,一日三餐就能满足宝宝每日成长所需的钙。

14. 怎样通过膳食补钙

药补不如食补。小宝宝所需要的钙最好从食物中获得。大家晓得,宝宝最主要最好的钙源是奶制品。一般来说,只要哺乳妈妈没有严重缺钙的情况,母乳每 100 毫升中含钙 30 毫克,按每日摄入 900 毫升计算,小宝宝通过母乳就可以得到充足的钙源。一般小宝宝从 5 个月大时开始添加辅食,这时由添加的辅食中也可以得到一部分钙。

对于人工喂养的宝宝,婴儿配方奶粉中含有的钙是母乳的2~4倍。由于磷含量较高导致钙、磷比值高,以及含有较多的酪蛋白都会使钙的吸收率相对较低。但是如果宝宝没有消化方面的问题,他通过配方奶粉

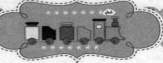
获得的钙源也是充足的。

15. 儿童钙的需要量

2000 年出版的《中国居民膳食营养素参考摄入量》中所提供的钙摄入量数值如下:

0～0.5 岁的婴儿:每日需要 300 毫克钙。

0.5～1 岁的婴儿:每日需要 400 毫克钙。

1～4 岁的幼儿:每日需要 600 毫克钙。

4～7 岁的儿童:每日需要 800 毫克钙。

7 岁以上的儿童至成年人:每日需要 800 毫克钙。

16. 宝宝常流口水不全是生理现象

流口水医学上称为流涎,是婴儿时期的常见现象。3～4 个月的婴儿已逐渐开始添加含有淀粉的辅助食品,唾液的分泌量自然而然也就增加了,但是宝宝吞咽口水的功能尚未健全,牙槽较浅,闭唇与吞咽动作还不协调,因而常出现流口水现象。宝宝到了6～7 个月以后,由于正在萌出的牙齿常常刺激口腔内的神经,造成唾液的大量分泌又会出现流口水现象。因此,6 个月前后的婴儿如没有其他不舒服,流口水大多是生理现象。等到宝宝吞咽功能发育完善这种生理性地流口水现象就会自然而然地消失了。

随着小儿的发育成熟,神经调节功能的不断完善,流涎现象就会逐步减少甚至消失。但许多病理情况,如 B 族维生素和维生素 C 的缺乏,以及由于体弱多病,口腔黏膜受病毒感染形成疱疹性口炎或口腔溃疡时,临床常出现流涎现象,这种由于疾病而造成的流涎称为病理性流涎。另外,脑瘫和脑炎后遗症的患儿,由于中枢神经系统的病变也会出现唾液分泌过多或不能下咽的情况。

综上所述,对于小儿的流涎不能一概而论,倘若患儿出现持续的流涎现象就应及时去医院就诊,明确病因后给予正确的处理。

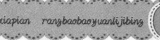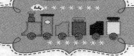

17. 饮食坏习惯使孩子胖起来

由于父母不加留意或纠正,使孩子从小养成错误的饮食和生活习惯,导致发胖。这些坏习惯包括以下 10 种。

(1)不吃早餐。

(2)饮食时狼吞虎咽,吃饭速度快。

(3)喜欢待在家里,不习惯户外活动。

(4)每次吃饭都要吃得很饱才罢休。

(5)喜欢玩游戏机或电脑,而且长时间看电视。

(6)大多有晚上睡觉前吃东西的习惯。

(7)不做家务。

(8)爱吃快餐或油炸食物。

(9)常喝甜饮料。

(10)偏食,讨厌吃青菜、水果。

18. 蛋白质对于儿童的可贵之处

婴儿从呱呱坠地就仿佛意识到时间对于生命的可贵,因而争分夺秒地生长,从而形成了生长发育的第一个高峰。在生命现象中,起决定性作用的物质是蛋白质。机体组织的生长、更新和修补依靠蛋白质;神经系统的正常功能离不开蛋白质;机体的抗病、解毒和免疫需要蛋白质。宝宝长期缺乏蛋白质就会使身长和体重的增长缓慢、对疾病的抵抗力下降。由此可见,蛋白质对于生命极其可贵。

蛋白质可分为动物蛋白质和植物蛋白质两大类。一般来说,动物蛋白质所含的氨基酸在成分和样式上更符合人体的需要,营养价值高于植物蛋白质。所以,宝宝的膳食中必须有相当部分的动物蛋白质,如奶、蛋、鱼、瘦肉等。不过也不可忽视植物蛋白质的补充,这样才能达到提高蛋白质营养价值的目的。

蛋白质是由氨基酸组成的,各类食物中常见的氨基酸有 20 多种。各种食物蛋白质中所含的氨基酸不仅种类不同,而且数量和排列次序也不

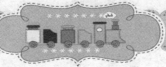

一样,因而形成了多种多样的不同的食物蛋白质。食物蛋白质的氨基酸数量和构成比例与人体蛋白质越相似就越容易被人体利用,以合成人体蛋白质。人体如果缺少某一种必需氨基酸就会引起生理反常,导致生长发育停滞。

虽然这20多种氨基酸都是人体所需要的,但有些氨基酸只要膳食中蛋白质供给的总量足够,人体可以自己制造或由其他氨基酸转变而成,所以一般不会感到缺乏。但有8种氨基酸是人体内不能制造或制造的速度不能满足人体需要,因此必须由膳食中供给,若膳食中长期缺乏这些氨基酸中的任何一种都会造成生理功能的紊乱,从而影响生长发育。

长期营养供应不足,蛋白质缺乏能导致发育迟缓、消瘦、体重不增加、水肿、贫血、抵抗力下降、容易感染、乌黑的头发也会变成干枯棕褐色等。但是,如果摄入过多会引起大便干燥;蛋白质的代谢产物还要经过肾脏排泄,增加了肾脏的负担;还会出现因蛋白质过多使体温升高等。

每种食物中蛋白质所含必需氨基酸的种类是不齐全的。唯一的办法是把食物进行合理的搭配,如小麦、米、玉米中缺乏赖氨酸,米中还缺乏色氨酸,豆类则含赖氨酸很多,故谷类及玉米配以大豆可补充蛋白质中赖氨酸的不足,我国北方居民常吃的"杂合面"就是很好的例子。辅食要荤素搭配,经常调换菜谱,养成孩子不挑食的习惯也是为了给孩子提供足够的蛋白质。

因此,膳食必须营养丰富而且搭配合理才能满足宝宝生长发育的需要。

脂肪、蛋白质、碳水化合物是能提供热能的3种营养素。蛋白质是生命的基础,肩负着很多十分重要的生理功能。如果让蛋白质分解来提供热能,就是扁担打蚊子——大材小用了,划不来。而糖类每克供能值只有脂肪的一半,因此如果从糖类获取热能,儿童必须增加食量。这样,不但会加重胃肠道的负担,而且会减少其他营养素的摄取,从而使儿童无法得到全面均衡的营养;同时,大量糖的摄入还会使儿童患龋齿、肥胖症、糖尿病等疾病。所以,多糖饮食对儿童的身体发育有不利影响。

接下来看看脂肪。每1克脂肪能提供9千卡的热能,专家认为,儿

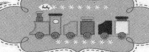

童一日所需热能的35％最好由脂肪来提供,这个比例比成年人的25％～30％要高。适量的脂肪有助于饮食中脂溶性维生素的吸收利用;此外,脂肪还是几种激素的前体,可促进儿童正常的性发育。不少孩子尤其是女孩,害怕发胖影响体形而不吃脂肪多的食物,更不沾肥肉,这样会影响身体健康。因为女孩子摄入脂肪过少会出现性成熟推迟和其他疾病。

脂肪除了供给能量之外还有其他生理功能。脂肪中的不饱和脂肪酸与磷脂是大脑及其他神经组织的重要原料,与儿童的智力发育关系很密切。家长都希望自己的孩子聪明,但从不沾脂肪或肥肉的孩子是很难聪明的。除此之外,脂肪中的亚油酸还是细胞的组成部分,参与脂肪与胆固醇的代谢,维护儿童微血管的功能。所以,儿童膳食中脂肪的比例比成年人高才能保证儿童身体、智能和性发育的需要。因此,父母要督促、鼓励孩子适当进食肥肉、奶油等,做菜时多放些植物油及少量猪油(一般可放7份植物油,3份猪油),调配宝宝食品时放些新炼的猪油、麻油。这样,不但使食品更加鲜香,增进孩子们的食欲,更能补充脂肪。过量进食脂肪有害无益,但儿童饮食中的脂肪比例高于成年人则有益无害,因为儿童生长离不开脂肪。

19. 平衡膳食巧搭配

(1)谷类或根茎类(马铃薯、薯类等)作为主食是热能的主要来源。

(2)动、植物蛋白质,如肉、鱼、奶、蛋、禽、豆制品提供优质蛋白质。

(3)蔬菜和水果提供维生素和矿物质。

(4)脂肪、油和糖满足热能需要。

学龄前儿童每天除了三顿主餐之外,可以在早、中餐之间和中、晚餐之间各加一次点心,如少量的糖果、糕点或牛奶、豆浆等,以保证营养平衡。

父母不仅要重视儿童的膳食结构,做到主、副食搭配,粗、细粮搭配,荤素搭配,而且要重视合理分配各餐热能。早餐要吃好、午餐要吃饱、晚餐要吃少是有道理的。早餐热量应占全天热能的30％～35％,午餐占

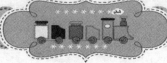
40%，晚餐占25%～30%。

儿童好奇心强，喜欢花样多变的食物，因此多样化的食品、多样化的制作方式，变换的色、香、味、形可以激发儿童的食欲。

学龄前孩子的消化能力增强，可以使用炒、烙、烤、熘。注意少吃甜食，少吃过咸、过硬的和刺激性的食物。

培养儿童良好的饮食习惯。吃饭定时定量、不偏食、不挑食、少吃零食，尤其是含糖的零食、冷饮。虽然糖果可以增加孩子的乐趣，提供部分热能，但过多的进食糖果会抑制食欲，不利于儿童身体健康。

20. 好好吃饭长高个儿

（1）细嚼慢咽：快吃食物会给胃肠增加负担，导致消化吸收障碍，甚至引起胃肠疾病。

（2）适当补钙：为了促进钙的吸收，还要避免钙制品与碳酸饮料同时饮用。因为碳酸饮料中磷的含量过高，会破坏钙的吸收，最为合适的比例是 2∶1（钙∶磷）

（3）盐分高的食品要尽量少吃：各种腌制食品、香肠、熏肉等盐分较高，又是熏制食品，对胃肠黏膜有较大的刺激性，而且这类食品中维生素含量很低，对孩子成长不利。

（4）对偏食和零食说 NO：零食中的蔗糖在大肠中会迅速被吸收到血液中，提高血糖水平，导致生成大量的有机酸，分解骨骼和牙齿当中的钙，由此妨碍骨骼的形成。

（5）饭后休息 1 小时：饭后让大脑和全身都休息一下，对消化系统的正常运转是很重要的。

（6）吃饭时少喝水：吃饭时喝太多水会冲淡胃中的消化液，妨碍食物的消化吸收。另外，饭前喝水会降低食欲，所以要尽量避免。而饭后喝适量的菜汤或牛肉汤对长个有利。

（7）愉快地用餐：在愉快的气氛中进食脑的中枢神经会变得积极，使循环系统和其他器官能积极配合消化系统功能，有助于食物的消化吸收。

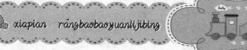

21. 海鲜的营养丰富

海鲜产品的营养价值高,对宝宝的生长发育有好处。

(1)蛋白质:蛋白质在体内主要扮演的是建造与修补身体组织,宝宝时期正是身体生长发育较为快速的一个阶段,对于蛋白质量与值的需要当然一定很高;海鲜、贝壳类产品是良好的蛋白质,可以满足孩子生长发育所需。

(2)钙质与铁质:这两种矿物质在体内扮演相当重要的角色,其中钙质可以提供身体骨骼与牙齿主要成分,铁质则是供应备注中的成分及帮助生长。所以,除了奶制品外,海鲜、贝壳类产品也能提供宝宝良好的钙质与铁质来源。

(3)微量矿物质:其他如铬、钴、铜、碘、硒、硫、锌等几种营养素主要负责体内的代谢,并且维持重要的生理功能。在海鲜贝壳类产品中,这些微量矿物质含量丰富,可以作为平时饮食的一项选择。

(4)胆固醇:不可否认,海鲜、贝壳类产品中的胆固醇含量比一般的鱼肉要高许多,尤其是虾卵、蟹黄等类食品含量更高;虽然胆固醇是小朋友必需的食物成分,但一次大量食用且摄取过多的脂肪反而容易引起高胆固醇症,应特别注意。

海鲜虽然鲜美,但是不宜过量食用。海鲜、贝壳类产品含蛋白质、钙质、铁质等营养素,但也容易引发过敏症状,过敏体质的妈妈应在孕期避免食用这一类食物;而过敏体质的小朋友要尽量年龄大一些再接触这类食物,而且一次以一种为限,以免过敏性体质被引发。

22. 为孩子烹调海鲜掌握四原则

对海鲜产品要科学烹调,避免营养流失。在了解海鲜产品的营养成分之后,家长在烹调这些食物时要注意方法。

(1)注意质地:由于海鲜、贝壳类产品不像一般鱼肉来得细致,所以应避免油煎或油炸,以减少咀嚼时的不便。此外,在宝宝吃以前可以先将食物切成小块或剁成泥状,或是在烹煮好后先用手或汤匙将食物撕成

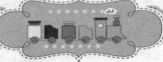
小丁以方便宝宝咀嚼与吞咽。

(2)避免生食:水产类食品容易被肠炎弧菌所感染,特别是在炎热的夏季。所以,在烹调前应先将食物清洗干净并彻底煮熟后再食用。若购买后没有马上烹煮或一次无法煮完,则应包装好冷冻起来,以免污染其他食物。

(3)减少用油量:海鲜、贝壳等食物含有较高的胆固醇,所以在烹调时应少加油,可改用清蒸或是水煮的方式。

(4)注意盐分含量:有些海鲜类食品如虾米等,厂家为了增加其保存期限,售前会用盐腌渍,所以应减少食用量或先用水浸泡一段时间后再烹调。起锅前的调味也应特别留意,品尝后决定是否需另外调味。

23. 多吃蔬菜有助于宝宝健康成长

千万别小瞧蔬菜,它对宝宝的生长发育作用很大,妈妈一定要认认真真地让宝宝吃好蔬菜。可这件事情说起来简单,里面却是大有学问。

蔬菜对宝宝成长的四大作用:

(1)蔬菜是人体必需维生素和矿物质的重要来源。蔬菜和水果中含有维生素 C 和维生素 A 的胡萝卜素,以及维生素 B_1、维生素 B_2 及烟酸、维生素 P 等。维生素 C 能防治坏血病,尤其是绿叶蔬菜;维生素 A 可保持视力,防止眼干燥症及夜盲症。

(2)蔬菜中含有钙、铁、铜等矿物质,其中钙是宝宝骨骼和牙齿发育的主要物质,还可防治佝偻病;铁和铜能促进血红蛋白的合成,刺激红细胞发育,防止宝宝食欲缺乏、贫血,促进生长发育;矿物质可使蔬菜成为碱性食物,与五谷和肉类等酸性食物中和具有调整体液酸碱平衡的作用。

(3)蔬菜中丰富的纤维素能刺激胃液分泌和肠道蠕动,增加食物与消化液的接触面积,有助于宝宝消化吸收食物,促进代谢废物排出,防止便秘。

(4)有些蔬菜含有挥发性芳香油,味道特别,如姜、葱、蒜等含有辛辣香气。这种独特的香气有刺激食欲的作用并可防治某些疾病。

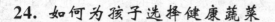
24. 如何为孩子选择健康蔬菜

(1)选择无污染的蔬菜：野外生长或人工培育的食用菌及人工培育的各类豆芽菜都没有施用农药，是非常安全的蔬菜；果实在泥土中的茎块状蔬菜，如鲜藕、马铃薯、芋头、胡萝卜、冬笋等也很少施用农药；有些蔬菜因抗虫害能力强而无须施用农药，如圆白菜、生菜、苋菜、芹菜、菜花、番茄、菠菜、辣椒等；野菜营养非常丰富，一般没有农药污染。

(2)多吃颜色较深的蔬菜：研究发现，蔬菜的营养价值高低与蔬菜的颜色密切相关。一般来说，颜色较深的蔬菜营养价值高，如深绿色的新鲜蔬菜中维生素C、胡萝卜素及矿物质含量都较高。另外，胡萝卜素在橙黄色、黄色、红色的蔬菜中含量也较高。研究表明，绿叶蔬菜有助于预防阑尾炎，红色蔬菜有助于缓解伤风感冒的症状。

(3)各色蔬菜都要吃：蔬菜主要有绿色、黄色或红色等几种颜色。绿色蔬菜是指叶绿素含量较多的蔬菜，黄色或红色蔬菜是指以类胡萝卜素或黄酮类色素为主的蔬菜。研究证实，蔬菜的颜色与营养含量有直接关系。一般来说，绿色蔬菜优于黄色蔬菜，黄色蔬菜优于红色蔬菜；但不同颜色的蔬菜也是各有所长，并不是说一种蔬菜所有的营养成分都高于另一种蔬菜。饮食上应该多种蔬菜合理搭配，营养价值互补才能促进身体健康。

(4)多吃新鲜时令蔬菜：反季节蔬菜主要是温室栽培的大棚蔬菜，虽然外观很吸引人，体积也很大，但营养价值与新鲜时令蔬菜是不一样的。反季节蔬菜不如新鲜时令蔬菜营养价值高，味道也差一些。

25. 为宝宝助长的饮食方案

只有选择多样化的食物并合理均衡搭配才能促进孩子生长发育。儿童健康专家建议一日食物内容和数量：谷类300～400克，蔬菜500克以上，水果1～2个，牛奶250～500毫升，鸡蛋1个，肉类100～150克，鱼类50克，豆类50克，烹调油25克。

(1)一日三餐不能少：特别要注意吃好早餐，可选择一些营养丰富的

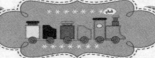

鸡蛋、牛奶、大豆类食物,以及富含碳水化合物的粮食。其他两餐中的粮食、肉类、蔬菜、豆类等也要按平衡膳食原则来搭配。两次正餐之间可以少量加餐,但不要过多吃零食。

(2)远离"垃圾食品":油炸食品、膨化食品、腌制食品、罐头类制品对于正处于生长旺盛期的孩子来说都是"垃圾食品"。它们虽然提供了大量能量,但维生素、矿物质、膳食纤维等营养成分却很少,长期食用这类食品,可导致青少年营养不良。

(3)含糖饮料宜少喝:饮料不宜多喝,特别是含糖饮料和碳酸饮料。这些饮料能量高,但营养素相对缺乏,过多饮用会影响体内脂肪的消耗,造成脂肪堆积,引发肥胖。可乐等碳酸饮料中磷含量高,过量饮用可导致体内钙、磷比例失调,影响钙吸收,妨碍骨骼生长发育。

(4)进食补品应慎重:有些家长为了让孩子长得快、变得聪明,就盲目给他们进食补品,其中很多都价格不菲。有的孩子因为过量食用补品出现性早熟、生长停滞、肥胖,个别营养素过量引起中毒等现象,不仅没有达到预期目的,反而损害了健康。

(5)每天睡足 9 小时:生长激素是让人长高的激素,这种激素在睡眠状态下分泌量增加。此外,睡眠时肌肉放松,有利于关节和骨骼伸展,也有益于"长个儿"。所以,青春期的孩子生活要有规律,按时作息,早睡早起,每天保证 9 小时睡眠,在充足的睡梦中一天天长高。

(6)户外活动 1 小时:春天的气候宜人,紫外线照射强度适中,最好每天拿出 1 小时进行户外活动。紫外线能帮助人体皮下组织中的维生素 D 转变成有活性的维生素 D_3,促进胃肠道对钙、磷的吸收,为骨骼的生长发育获取充足的钙、磷。运动能促进新陈代谢,加速血液循环,一定强度的跑、跳等运动,还能有利于钙沉积在骨骼中,加速骨骼生长。

26. 药膳提高宝宝免疫力

小儿吃什么食物(药膳)可改善体质呢? 这里有常用且效果很好的药膳。

(1)胃肠虚弱的小孩容易腹泻、腹胀、食欲差,可以用鹌鹑 1 只,清洗

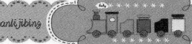

干净后,将包好的中药(党参 20 克,茯苓 20 克,去核大枣 10 枚,三七 5 克等共研末)置入其腹腔中,放入蒸锅内,水沸后再以小火炖 4 个小时即可。每 2 天吃 1 次。

(2)常常感冒的小孩可以用黄芪 50 克,白术 20 克,防风 20 克,莲子 50 克,连同猪肺 1 只,共同炖服,食汤即可,每 2 天吃 1 次。

(3)记忆力差、容易疲倦的小孩可以用羊肾 1 只,连同枸杞子 30 克,羊肉 30 克,西洋参 30 克,共同炖服,喝汤吃肉,每 2 日 1 次。

27. 促进宝宝骨骼发育的饮食原则

身材的高矮与多种因素有关,如种族、遗传、地理气候条件、生活习惯、卫生条件、营养状况、伤病和参加体育活动的多少等。这些影响因素可以分为先天和后天两大类。研究表明,孩子身材约 60% 取决于父母的遗传因素。而科学的抚育方法可使孩子的身高增长十几厘米。这说明先天不足可以通过后天来弥补。一般人到 20～25 岁就不再长高了,而在这段年龄之前供给足够的营养,即各种儿童生长发育必需的营养素,可促进孩子的身高增长。具体的饮食调理方法。

(1)供给充足的蛋白质:蛋白质是儿童生长发育的最佳"建筑材料",成年人每日约需要蛋白质 80 克,儿童相对需要更多些,不仅要保证蛋白质的数量,还要讲究质量。动物性食品,如鱼、肉、蛋、奶类所含人体必需的氨基酸齐全,营养价值高,应保证供给。大豆的蛋白质也很优良,应给儿童多吃豆腐和豆类制品。注意饮食的科学搭配,如豆类、花生、蔬菜与动物性食物的搭配既可进一步提高蛋白质的营养价值,又可取长补短,增加人体对维生素和矿物质的吸收。有报道,赖氨酸和核酸与身高有密切关系,上述食物富含赖氨酸和核酸,孩子应经常食用。

(2)供给丰富的钙质:钙是构成骨骼的重要原料。学龄前儿童每日需要钙 600 毫克,小学生需要 800 毫克,中学生需要 1 200 毫克。如果食物中钙的供给不足,婴儿就会发生软骨病,学龄儿童就会长不高。所以饮食中要注意供给含钙丰富的食物,如奶类、豆类及其制品、芝麻酱、海带、虾皮、瓜子仁及绿叶菜等。给宝宝和学龄儿童添加适量钙质和鱼肝

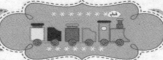

油对身高增长也有好处。此外,提倡孩子多到户外活动,多晒太阳。阳光中的紫外线能使皮肤中的脱氢胆固醇转化成维生素 D_3,从而有助于钙的吸收。

(3)少吃糖:吃糖多了会影响孩子的食欲。进食量减少势必影响营养素的吸收,而且糖在体内代谢的中间产物丙酮酸和乳酸需要碱性的钙来中和,钙的消耗量增加必然影响骨骼的生长。此外,茭白、竹笋、青蒜、菠菜等含草酸多的食物,能与食物中的钙结合成不溶性的草酸钙,使食物中的钙不能被人体吸收利用。因此,应注意食用方法或少食用。

(4)吃好早餐:早餐要吃饱吃好,因为孩子如果不吃早餐,机体为了供给上课用脑及活动的能量消耗都得动用体内储备的蛋白质,这就好比釜底抽薪。长此下去,孩子就会因缺乏蛋白质而影响生长发育及身高。

总之,为了使孩子获得充足营养,一定要让孩子吃好吃饱,食谱应注意多样化,注意食物的色、香、味、型和营养搭配,多种食物混合吃以达到食物的互补作用,使身体获得各种必需的营养素。要纠正孩子偏食、挑食等不良饮食习惯。孩子多运动、积极参加体育锻炼也是促进长高的重要因素。此外,还要注意孩子的心理健康,心灵的创伤、精神紧张、情绪压抑都会引起内分泌失调,影响生长发育和身高增长,故应消除和避免。

28. 宝宝健脑益智菜

科学研究发现,大脑皮质是由灰质成分、脂肪、矿物质组成的。所以,从小给宝宝提供适量的含有这些物质的食物并做到平衡搭配是最佳的饮食方案。

(1)酱香核桃鸡丁

原料:鸡脯肉、核桃丁、鸡蛋。

调料:甜面酱、生粉、精制油、酱油、食盐、黄酒、葱姜水。

做法:鸡脯肉切丁,加入食盐、黄酒、鸡蛋、生粉及清水拌匀上浆备用;核桃切成小丁放入烤箱烤熟;鸡丁滑油,熟后捞出。炒锅内放入高汤与葱姜水,加入甜面酱调味后倒入鸡丁、核桃勾芡即成。

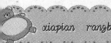

营养说明：核桃富含不饱和脂肪酸，被公认为中国传统的健脑益智食品；鸡肉含有丰富的蛋白质和对人体生长发育起重要作用的磷脂类，而且容易吸收。

大厨点评：核桃需用开水煮后才能去皮，也避免了宝宝吃到核桃的苦味而拒绝吃菜。

（2）瓜香芦笋鱼片

原料：哈密瓜、芦笋、鲈鱼、蛋清。

调料：食盐、植物油、葱姜水、生粉、黄酒。

做法：芦笋、哈密瓜切成片；鲈鱼洗净去骨切成片，加蛋清、食盐、葱姜水和黄酒、生粉拌匀上浆，把鱼片放入沸水汆熟。炒锅中放油，将芦笋煸熟；然后放入高汤及鱼片，勾芡后倒入哈密瓜片，翻炒装盘即可。

营养说明：鱼肉是促进智力发育的首选食物之一，对大脑和眼睛的正常发育尤为重要。配上新鲜的芦笋和香甜的哈密瓜更是香味无比、营养丰富的菜肴。

大厨点评：鱼片一定要上浆才会鲜嫩可口。哈密瓜最后放才能香脆鲜甜。

四、奶制品与宝宝健康的关系

1. 喝牛奶常见的误区

牛奶是一种营养丰富的保健食品，几乎是完全营养品，含有3 000种以上的有机成分。牛奶中的蛋白质质量优良，含有人体所需的必需氨基酸，其他营养素的含量亦十分丰富，钙的含量高且好吸收。牛奶在食品中是佼佼者。但食用牛奶要讲究科学，否则营养成分不但得不到充分利用，还会对身体带来不利的影响。喝牛奶的常见误区有以下几种。

（1）饮袋奶不加热：牛奶极有利细菌繁殖，是细菌的天然培养基。袋

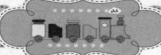
奶采用85℃左右的巴氏灭菌法,没有高温瞬间灭菌彻底,故袋奶中有残留细菌,这部分细菌在适宜的温度下繁殖极快。因此,袋奶必须煮沸了再喝。

(2)空腹喝牛奶:空腹饮用牛奶会使肠蠕动增加,牛奶在胃内停留时间缩短,使营养素不能充分吸收利用。喝牛奶最好与一些淀粉类的食物,如馒头、面包、玉米粥、豆类等同食,这样有利于消化和吸收。

(3)食物搭配不当:牛奶不宜与含鞣酸的食物同吃,如浓茶、柿子等,这些食物易与牛奶反应结块成团,影响消化。牛奶与香菇、芹菜、银耳等配合食用对健康大有益处。

(4)喝牛奶的时间安排不当:多数人都习惯早晨空腹喝牛奶,其实这样不好。科学研究表明,晚上睡前喝牛奶最好,具有安神催眠功效并能充分消化吸收。若早晨喝牛奶,一定不要空腹就喝,应与面包点心一起吃。

(5)偏爱高加工牛奶:并非高加工的牛奶营养都比鲜牛奶的营养好。牛奶还是选用接近天然状态的为好。因为多次加工加入的多种其他成分,如微量元素或矿物质类对身体并非均为必需,有时还会过量。

其实喝价廉物美的普通鲜奶便可以补充人体所需的营养素了。

2. 鲜奶、酸奶、豆奶营养对比

(1)营养价值比较:鲜奶最高,鲜牛奶含有很多人体所需的矿物质,比如钙、磷、钾等,对孩子的发育和代谢调节都起着很大的作用。特有的乳糖对于人体又具有重要的营养功能,因为乳糖降解后获得的半乳糖对于宝宝的智力发育尤其重要;另一方面,乳糖在人体肠道内能促进乳酸菌的生长和繁殖,从而促进钙和其他矿物质的吸收。由于酸奶一般都是由优质的鲜牛奶经过乳酸菌发酵而成,所以其营养价值虽然略逊色于鲜奶,但在营养成分上同鲜奶的差别并不大。有一点我们必须弄清楚,那就是酸奶的营养价值很高,但是酸奶饮料却并非如此,因为酸奶饮料只是饮料的一种,而不再是牛奶,其营养成分也只有酸奶的1/3。最后是豆奶,与鲜奶相比,豆奶的蛋白质含量与之相近,但维生素 B_2 只有鲜奶的

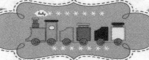

1/3，维生素 A、维生素 C 的含量则为零，铁的含量虽然较高，但钙的含量只有鲜奶的一半。

（2）保健功效：平分秋色，由于各自的营养成分不同，保健功效也随之各有侧重。一般来说，牛奶含有的各种活性物质，对于消灭外来的细菌、病毒，修复体内损伤、死亡的组织细胞，维持机体内环境的稳定等都有着很大的作用。另外，鲜奶含有大量的钙、维生素及其他营养素也是补充钙质的良好来源。由于酸奶是以鲜牛奶为原料，经杀菌后加入活性乳酸经发酵而成的。所以，酸奶含有的乳酸菌可通过发酵乳糖，产生大量的乳酸，对于抑制肠内有害菌种的生长繁殖有着很大的作用。另外，酸奶还有助于肠道内物质的消化吸收、增强机体免疫。因为豆奶含有高品质的植物蛋白、脂肪和维生素，其中卵磷脂和维生素 E 的含量高于牛奶，所以长期饮用能够调节血脂、保护肝脏、防止血管硬化和促进思维。大豆中所含的微量成分异黄酮对人体还具有防癌、防止骨质疏松等保健作用。

3. 喝奶要选择不同的时间

通常，我们都习惯于早晨起来倒上一杯鲜牛奶，再来上一两片面包，看似是营养又美味的早餐其实弄错了喝鲜奶的时间。据美、英两国医学专家研究发现，牛奶中含有两种催眠物质，一种可以使人迅速入睡，另一种则是具有类似麻醉镇静作用的物质。所以，早晨喝鲜奶很容易让这两种物质影响到我们的大脑皮质，从而影响白天的工作和学习。因此，营养专家们认为，鲜奶最好还是在傍晚或临睡前半小时饮用。相对来说，酸奶和豆奶的时间就不明确了，在早晨喝酸奶前最好先喝一些白开水。而习惯喝豆奶的老年人，建议每天早、晚各喝 1 杯，以降低体内的胆固醇，延长寿命。

4. 豆奶是大众营养饮品

对于绝大多数人，鲜奶无论从其营养价值、功效还是口感都胜于牛奶和酸奶，但其不适宜的人群也最多。对于患有慢性消化道溃疡、慢性

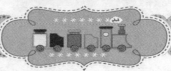

肠炎或胃肠功能紊乱的中老年人，由于鲜奶含有大量耐受性较差的乳糖，常喝很容易引起腹泻。所以，中老年人一般不宜多喝鲜奶。另外，有些宝宝对鲜奶中的某些蛋白质也会产生过敏反应，比如呕吐、暴躁或者湿疹、贫血等，这些宝宝也不适合喝鲜奶。

而被大力宣扬为"老少皆宜"的酸奶在适宜人群方面也有很多禁忌。例如，胃肠道手术后的病人因为失去了加工食物的能力，如果进食富含营养的流质、半流质食物会很快进入小肠，引起空肠膨胀，很容易引发呕吐、痉挛、腹泻、头晕等症状。对于糖尿病患者，只有代糖品制作的"无糖酸奶"才可以选用。另外，3岁以下的宝宝最好也不要喝酸奶，因为经过脱脂后的酸奶不利于宝宝神经系统的生长发育。

至于豆奶，虽然其钙的含量较低，但铁的含量较高又不会出现不良反应，所以一般禁忌人群并不多，鲜奶和酸奶不宜煮透加热，豆奶却恰恰相反。因为鲜豆奶含有的胰蛋白酶抑制物要煮沸3～5分钟才能分解，所以豆奶是要煮熟煮透才适宜饮用的。

随着天气的转凉，可能有些人会将豆奶加热后放在暖瓶里带去学校或公司，到了课间休息或者午休时再喝，但其实这种做法是不可取的。因为豆奶含有的可溶性皂苷能溶解热水瓶中的水垢，所以如果豆奶放在热水瓶里时间长，豆奶溶解后产生的"豆奶水垢溶液"也会有害健康。

5. 空腹喝鲜奶好不好

许多人认为喝鲜奶前不能空腹，其实并非完全如此。就拿宝宝来说吧，不满1岁就没有必要在喝奶前吃东西。但是对于稍大一些的孩子，尤其是一些喝了鲜奶容易腹泻的孩子，为了防止症状的加重，最好还是在喝奶前先吃点东西或是边吃食物边饮用。

在服药前、后1小时内不要喝鲜奶。因为鲜奶会在药物表面形成一个覆盖膜，使奶中的钙、镁等矿物质与药物发生化学反应，从而影响药效的释放及吸收。另外，鲜奶也不能与果汁、糖、茶、咖啡、巧克力等混在一起喝，更不应为了"加强杀菌效果"，而将鲜奶煮沸。

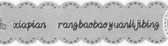
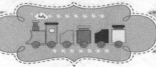

6. 酸奶不宜空腹饮用

酸奶的饮用方法其实在许多地方和鲜奶有着一定的相似。首先，酸奶也不宜空腹饮用。因为在空腹时喝酸奶，乳酸菌很容易就会被胃酸杀死，其营养价值和保健作用就会大大降低。其次，酸奶也不宜加热饮用。因为酸奶一经蒸煮加热后，所含的大量活性乳酸菌会被杀死，酸奶特有的口味和口感都会消失，其营养价值和保健功能也都会大大降低。

另外，因为酸奶中的某些菌种及所含的酸性物质对牙齿有一定的危害，所以在宝宝喝完酸奶后，爸爸妈妈一定要督促宝宝快点漱口，否则很容易出现龋齿。

五、特殊宝宝的饮食营养

1. 胖宝宝的饮食营养

(1)多选富含维生素的食品：如维生素 A、维生素 B_6、维生素 B_{12}、烟酸等。最新研究表明，有些孩子发胖是因缺乏这些维生素造成的，因为它们在人体脂肪分解代谢中具有重要作用，一旦不足就会影响机体能量的正常代谢而使之过剩，形成肥胖。

(2)补足钙元素：多给孩子豆制品、海产品、动物骨等高钙食物。胖孩子由于体重超标，体液增多，对钙的需求量增大，补充不足的话，会比一般孩子更容易患上佝偻病。

(3)足量饮水：这不仅是小儿本来就旺盛的代谢所需，也是维持正常体重的一个条件，因为体内过多的脂肪需在水的参与下，才能代谢为热量而散失。

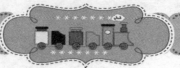

2. 瘦宝宝的饮食营养

瘦弱的孩子常常有食欲差、食后腹泻、呕吐等现象,中医称为疳积,是脾胃功能虚弱所致。因此,膳食宜多安排补脾胃、助消化的食物,如山药、扁豆、莲子、茯苓等,并多用以水为传热递质的烹饪方法,如汤、羹、糕等,少用煎、烤等以油为介质的烹调方式。注意食有节制,防止过饱伤及脾胃,使小儿始终保持旺盛的食欲。

3. 反复感冒的宝宝饮食调理

有些宝宝非常容易感冒,为了提高宝宝的"抗感"能力,我们要从饮食入手。

(1)补充富含维生素和铜元素的食物:缺乏维生素A会导致小儿呼吸道黏膜抗病力下降,从而为细菌或病毒入侵开方便之门,胡萝卜、动物肝富含维生素A;铜元素可在侵入体内的病毒表面聚集,与维生素C"联手"消灭病毒,故被英国药物联合会的专家誉为预防感冒或流感的"最佳搭档"。因此,除了服用一定量的维生素C等药片外,杏、苹果、蘑菇、牛肝等含铜丰富的食物宜常吃。

(2)常喝鸡汤:根据法国和比利时的专家研究,鸡汤特别是母鸡汤中含有特殊成分,可增强咽部的血液循环,增加支气管的分泌,有利于清除侵入呼吸道的病毒,是抗御感冒的佳肴。

(3)多吃香菇:香菇的孢子上有槟榔状的小颗粒,这种小颗粒能刺激感冒病毒,使其形成一层厚壁,失去致病的能力。

4. 噪声环境中的宝宝饮食调理

噪声对宝宝的身体是有一定的损害的,我们如何让宝宝摄取足够的营养来对付噪声呢?

(1)生活在公路附近、市区、厂矿区等噪声充斥环境中的孩子宜多吃蛋、奶、豆类及新鲜蔬菜。因为噪声会增加人体内蛋白质与维生素的消耗。补充不足会影响孩子体格与智力的发育。

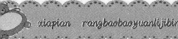 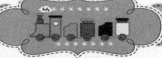

（2）为了保护孩子的听觉还须多摄取一定量的镁元素。海藻、绿叶蔬菜及谷物类含镁较多,可供选择。

5. 其他特殊宝宝的饮食调理

（1）哮喘宝宝的饮食调整:食用诸如大马哈鱼、金枪鱼和鲟鱼类多脂鲜鱼可减少儿童罹患哮喘的概率。据专家的观察,每周食用 1 次鲜鱼可使哮喘发作率减少 75%。奥妙在于鲜鱼脂肪中含有一种特殊脂肪酸,具有一定抗炎作用,可通过防止呼吸道发炎而阻止哮喘发作。

（2）服驱虫药的宝宝该吃些什么:不少家长反映,孩子服用驱虫药后食欲下降、精神变差、睡眠不安。原因是强调了忌口而忽视了必要的营养调配所致。正确做法是:服用驱虫药期间增加禽蛋、豆类、鱼类、新鲜蔬菜、水果等既合孩子口味又富含营养的食物,以提升脾胃功能,上述不适感也会同时消失。

（3）夜间磨牙的宝宝吃什么好:夜间磨牙、手脚抽动,易惊醒是体内缺钙的警报,需要及时增加绿色蔬菜、奶制品、鱼松、虾皮等高钙食物。

六、提升宝宝的免疫力

1. 提高孩子的免疫力并不是难事

这里有一些简单易行的增强孩子免疫力的方法,供大家参考。

（1）多喝水:多喝水可以保持黏膜湿润,使黏膜成为抵挡细菌的重要防线。为了幼儿健康,妈妈要告诉孩子喝水的重要性。上学、外出时让孩子背着水壶,并在车上随时放一瓶水,并规定吃饭时每个人都要喝汤。让孩子养成常喝水的好习惯。

（2）不必过于干净:免疫系统能对传染病原形成免疫记忆,再次遇上时可以很快将其消灭。如果家里太干净,孩子就没有被感染而产生抗体

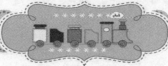
的机会,抵抗力反而降低并可能导致过敏和自体免疫失调。

抗菌清洁用品会使微生物抗药性问题更严重。尽量少使用含抗菌成分的清洁用品,因这些产品可能是抗药性微生物的来源。只要使用一般肥皂和水就可达清洁的效果。

(3)教孩子洗手:虽然太抗菌、太干净无益健康,但仍要培养孩子基本的卫生习惯,尤其是上厕所后把手洗干净以防止腹泻或尿道感染等疾病。

(4)足够的睡眠:睡眠不良会让体内负责对付病毒和肿瘤的 T 细胞数目减少,生病的概率随之增加。专家建议成长中的孩子每天需要8～10小时的睡眠,如果你的孩子晚上睡得不够可以让他在白天小睡片刻。

(5)和孩子讨论身体自我治疗的能力:让孩子了解身体具备的自愈力,如孩子感冒或擦伤后,妈妈和孩子一起留意他复原的速度,这样孩子将学会相信自己的身体本能而不过于依赖药物。帮助孩子建立起战胜疾病的信心,这样有助于孩子病后迅速康复。

(6)让孩子多和小朋友接触:有研究表明,13 岁以内的孩子,如果年幼时就和较年长的亲人或托育机构里的小朋友相处,日后罹患气喘的概率减少一半。这是因为孩子通过接触其他孩子而暴露在感染源环境,这样可以刺激孩子的免疫反应,增强他的免疫系统,降低对过敏源起反应而引发气喘的机会。

(7)减糖:有些专家认为,摄取糖分过高的饮食会干扰白细胞的免疫功能。

(8)减压:已有研究指出,承受压力愈大愈容易感冒。教导孩子放松的技巧,适当安排活动别让压力压垮孩子的免疫力。

(9)多吃蔬果:现代孩子容易偏食。营养不均衡会造成肺和消化道黏膜变薄抗体减少,影响人体防御功能。

①柑橘类水果富含维生素 C,能增加噬菌细胞的数量;强化天生杀手细胞活力;建立和维护黏膜、胶原组织,以帮助伤口痊愈。

②胡萝卜及其他深橘色蔬果,如芒果、甘薯等富含 β 胡萝卜素,可以在人体内转换成维生素 A。维生素 A 能维持上皮细胞及黏膜组织健全,

减轻感染;提高抗体反应,促进白细胞生成;并参与捕捉破坏细胞的自由基。

③其他可以滋养免疫系统的蔬果还包括番茄、十字花科蔬菜、大蒜、香菇等。

2. 让孩子呼吸新鲜空气

呼吸系统尚不成熟的孩子生活在充满污浊空气的居室中,免疫力怎能提高呢?下面介绍几种防止室内污染的办法。

(1)要定时打开门窗换气。每日至少 2 次,选择上午9～11时、下午3～5时等空气污染低的时间段,每次不得少于 45 分钟,保证孩子房间空气流通。

(2)多带孩子到空气清新的公园、绿地做户外活动以增强孩子体质,提高他们的免疫力。

(3)家庭装修,特别是孩子居室的装修要选择绿色环保材料,且在装修半年后再让孩子入住。

(4)每周室内消毒 1 次,如用食醋熏蒸法可减少病原微生物的数量。

(5)鼓励孩子多吃蔬菜、水果、海带、猪血等具有抗污染功能的食物。

(6)坚持体育锻炼增强孩子机体抗污染的能力。

(7)父母不要当着孩子的面,或在孩子的居室里吸烟。

3. 常给免疫力差的孩子喝粥

☆孩子脾虚——山药粥做法:用水把糯米面调匀倒入锅中,点火,边煮边加入山药面搅匀,煮沸 5 分钟即可。

☆孩子夜醒——牛奶粥做法:用水把糯米面调匀倒入锅中,点火,把牛奶倒入锅中煮 5 分钟,加红糖即可。

☆孩子体虚——胡萝卜粥做法:把胡萝卜擦碎或用刀剁碎。用水把糯米面调匀倒入锅中,点火,煮沸后加入碎胡萝卜再煮 5 分钟。

☆预防感冒——核桃粥做法:把核桃捣碎,用水把糯米面调匀倒入锅中,点火,煮沸后把核桃粉倒入锅中煮 5 分钟即可。

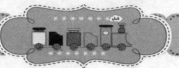
4. 天然饮食拯救"复感儿"

面对体弱的"复感儿",家长该怎么办呢?饮食上要注意多吃天然食品,多吃富含维生素和矿物质的蔬菜、水果。

(1)五谷类是人类的主食,米粉、麦粉、全谷类等食物含胚芽和多糖,B族维生素、维生素E都丰富,这些抗氧化剂能增强免疫力,加强免疫细胞的功能。

(2)每天5份蔬果,不只是成人饮食的信条,也适合推广到幼儿身上。例如,番茄、胡萝卜含番茄红素、胡萝卜素、丰富的维生素C、维生素E和膳食纤维等。膳食纤维可预防便秘,提供肠道通畅良好的吸收环境。水果的果糖帮助肠道有益菌生长,就像在肠道铺一层免疫地毯一般。孩子若不喜欢蔬菜,可以将它剁碎,混合谷类或肉类做成丸子、饺子或馄饨,就容易接受了。

(3)孩子正值身体快速生长及脑神经发育期,对蛋白质及钙质的需求量相当高。所以奶类制品为婴儿最佳的营养来源。优酪乳是奶制品中可以兼顾营养与改善肠道环境的饮品,很适合幼儿期的需要,幼儿则要到满1岁以后才能喝。

(4)补足水分,人体最重要的成分不是硬邦邦的骨头,而是柔柔软软的水。孩子体表面积相对于体重比成年人更高,水分蒸散流失多,更需要补充水分。水分充沛,新陈代谢旺盛,免疫力自然提高。

(5)不要让孩子偏食而导致营养失调。均衡、优质的营养,才能造就孩子优质的免疫力,轻轻松松远离病菌。

5. 均衡营养提高宝宝免疫力

季节交替的时候也是疾病多发的时节,稍不注意孩子就生病了。要预防换季时节患病,最有效的办法就是提高孩子的免疫力。

怎样才能提高孩子的免疫力呢?专家表示,最有效的办法是从日常饮食着手。只要运用孩子平日喝的牛奶,添加富含营养素食物,就可以轻松提高孩子的免疫力。

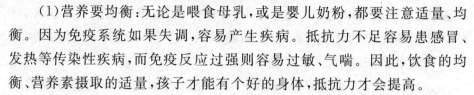

（1）营养要均衡：无论是喂食母乳，或是婴儿奶粉，都要注意适量、均衡。因为免疫系统如果失调，容易产生疾病。抵抗力不足容易患感冒、发热等传染性疾病，而免疫反应过强则容易过敏、气喘。因此，饮食的均衡、营养素摄取的适量，孩子才能有个好的身体，抵抗力才会提高。

（2）增强免疫力的食物：蔬果类如菠菜、苹果、香蕉、番茄，肉类如鳕鱼、牛肉，五谷类如绿豆、糙米、红豆，以及鸡蛋等食物。这些食物富含刺激免疫系统能力、增加免疫力的维生素，如天然胡萝卜素、维生素 A、维生素 C、维生素 E、维生素 B_6、维生素 B_{12} 及铁、锌、硒、叶酸等，都是孩子的绝佳副食品来源。

不过，天然食物固然营养丰富，但不同年龄的孩子有不同的饮食问题，太小的婴儿无法咀嚼，而可以吞咽的孩子又有挑食的毛病。因此，妈妈可以把孩子平日喝的奶粉适量加入副食品，将之做成泥状或饮品，孩子食用方便，可轻轻松松使孩子喝出免疫力。

6. 有助于提高孩子免疫力的食物

想要孩子不生病，除了加强运动外，妈妈还要给孩子多吃提升免疫力的食物调理体质。只有健全的免疫系统，才能帮助孩子抵抗致病的细菌和病毒，远离疾病。

（1）黄、绿色蔬菜：天天 5 份蔬果，不只是成人饮食的信条，也适合推广到幼儿身上。

（2）菇类：最近 20 年来，欧美和日本提倡多吃菇类，因为它能预防及改善许多心血管系统的富贵病，如高血压、动脉硬化。菇类还能增强免疫力，预防及对抗癌症，还含有丰富的 B 族维生素，能疏解压力，带来好心情。

（3）糙米、薏苡仁：五谷类是人类的主食，在婴儿添加副食品时，首先要尝试的是米粉、麦粉。断乳之后，替代食物也是谷类。全谷类含胚芽和多糖，B 族维生素、维生素 E 都丰富，这些抗氧化剂能增强免疫力，加强免疫细胞的功能。

（4）番茄：番茄可说是活力食品，含有多种抗氧化强效因子，如番茄

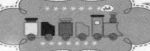
红素、胡萝卜素、维生素 C、维生素 E,可保护视力,保护细胞不受伤害,还能修补已经受损的细胞。生吃番茄或稍微烹煮都好,加入少量橄榄油,能溶解更多番茄红素,效果更佳。

(5)优酪乳:优酪乳是奶制品中可以兼顾营养与改善肠道环境的饮品,很适合幼儿期的需要,幼儿则要到满 1 岁以后才能喝。

若想提高孩子的免疫力,请拒绝给孩子吃高脂、高糖的精致加工食品。多吃天然食品,多吃富含维生素和矿物质的蔬菜、水果;此外,不要让孩子偏食而导致营养失调。均衡、优质的营养,才能造就孩子优质的免疫力,轻轻松松远离病菌。

7.“寒练”可以提高身体的免疫力

冬季是感冒的多发期,很多孩子在这段时期内反复感冒,日夜较大的温差固然是导致着凉的原因,但也说明了孩子的抵抗力低下。其实,要增强孩子的抵抗力并不难,除了在生活中注意饮食结构、睡眠规律,还有一种相当有效的锻炼方式,那就是冷锻炼。

什么叫冷锻炼呢?所谓冷锻炼,就是借助冷刺激促进孩子的新陈代谢,增强心肺的活动功能,供给身体热量,提高免疫和抗病能力。而冬季正是进行冷锻炼的大好时机。

(1)冷空气浴:让孩子少穿衣服,去室外接受冷空气的刺激。气温与体温的差别愈大,刺激作用愈强,对身体影响愈明显。一般为每日 1 次,每次 3 分钟,等适应一段时间后再逐渐增加到10~20 分钟。

温馨提示:①不得在饭前空腹或饭后饱胀时进行,早饭后半小时是适当的锻炼时间。②室外温度不能过低,18℃~20℃为宜。③孩子有着凉迹象,须立刻停止。

(2)冷水擦身:用冷水洗手、洗脸,以后可用冷水擦上肢和颈部,逐渐达到冷水擦身。注意:①顺序应从手部至臂部,或是从脚至腿部,然后擦胸腹部,最后擦背部。②水温从33℃~35℃递减,可每日低 1℃,最低水温可降到16℃。

(3)冷水冲淋:冷水冲淋是一种较强的耐寒锻炼,适合于 3 岁以上的

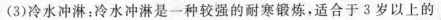

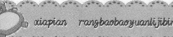
孩子。开始水温掌握在 35℃，以后逐渐下调到26℃～28℃，淋浴喷头不要高过儿童头部40厘米，从上肢沿胸背、下肢喷淋，动作要迅速，冲淋后用干毛巾擦身，擦至皮肤轻度发红为止。锻炼应在早饭后 1 个半小时内进行。每日 1 次。

温馨提示：①水温从33℃～35℃递减，减至 25℃。室内气温不低于22℃，室外气温不低于 20℃。②不可让冷水直接冲淋头部。

冷锻炼会在一定程度上帮助孩子提高免疫力，使孩子不再怕寒冷的冬天。

8."寒练"的正确方法

冷锻炼一定要循序渐进，不可急躁，否则会适得其反。

(1)从小开始，从温到冷循序渐进，逐步适应冷锻炼。

(2)冷锻炼时要注意防止穿堂风的直吹。

(3)空腹和饭后都不宜马上进行冷锻炼。

(4)如出现嘴唇青紫、全身颤抖的现象，应立即停止，擦干身体，运动到皮肤发热。

(5)锻炼过程中如出现身体不适的症状，可休息几日等到痊愈后再进行锻炼。

温馨提示：传染病及其恢复期、先天性心脏病、免疫功能缺陷、重症营养不良、体质较弱的孩子不施行冷水浴为好。

9. 国外流行"寒练"

"冷锻炼"是一种提高孩子免疫力的方法。这种方法其实在国外已经流行很久了。我们一起去看看。

(1)日本：日本父母培养孩子的抗寒能力是很出名的，他们的孩子衣服总是穿得比成年人少，就连冬天的校服也是露出小腿的。

(2)法国：巴黎有一所幼儿园，所有的孩子每天中午都要在一个室外的大阳台上睡午觉，无论春夏秋冬天天如此。冬天气温降至－10℃，幼儿园老师会把孩子裹好后照样睡在阳台上，他们不仅没有冻着，身体还

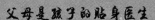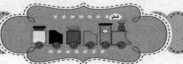
越来越健康。

　　(3)欧洲：一些北欧的父母常会带着孩子去冬泳，还有一些爸爸妈妈会用用冰水给孩子擦身。这时孩子的面部表情很轻松，他们对寒冷表现得毫无畏惧，因为他们已经锻炼得不怕冷了。另外，丹麦、挪威的众多家庭还喜欢在寒冷的季节带着孩子到空气清新的郊外玩耍，让孩子多接触冷空气。

　　(4)澳大利亚：在冬季的澳洲，常常可以看见父母们陪着光头、赤脚、只穿背心短裤的孩子从学校出来，尽管寒气逼人，但没有一个父母大惊小怪的。

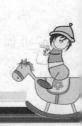